SEX
VIBRATIONS

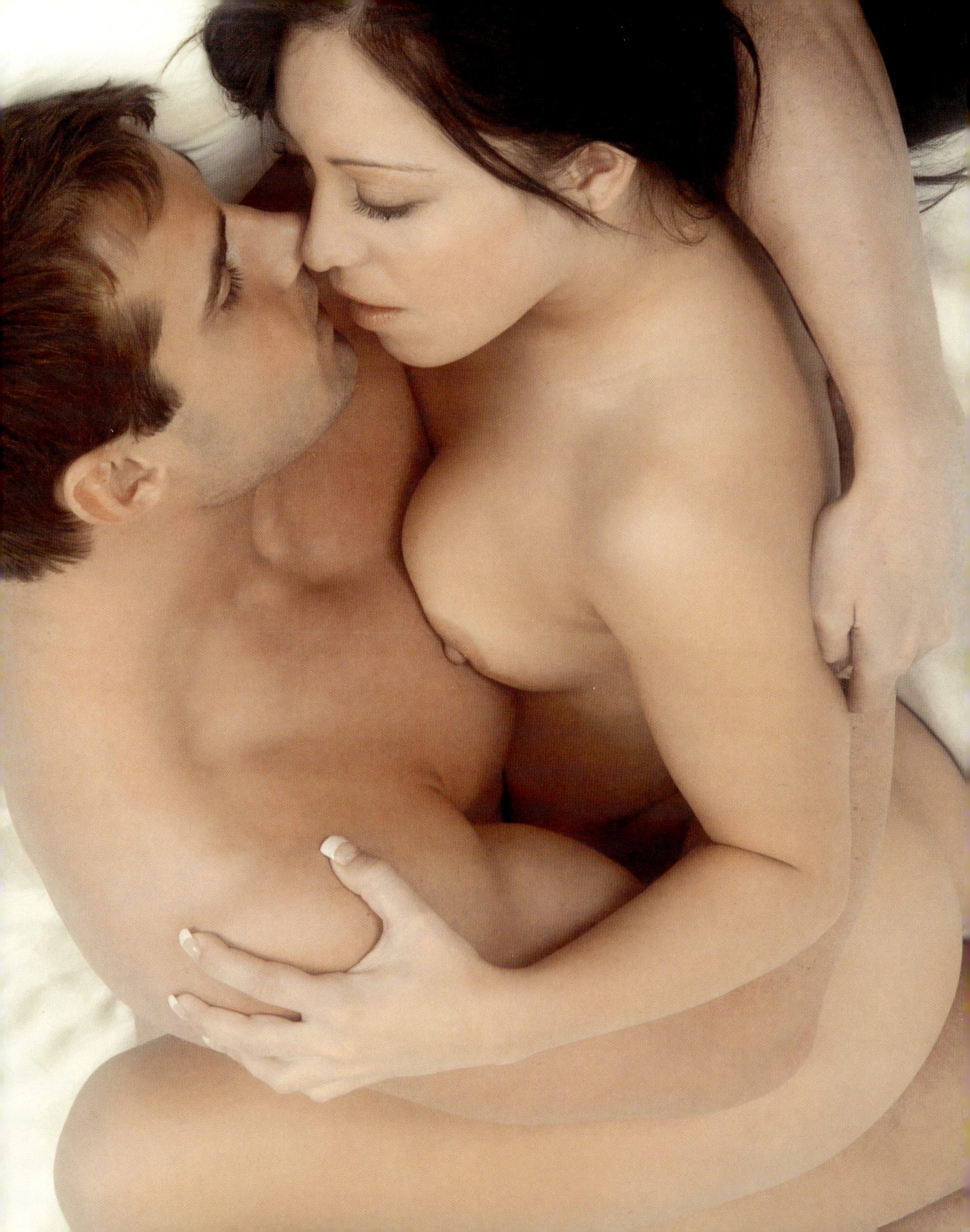

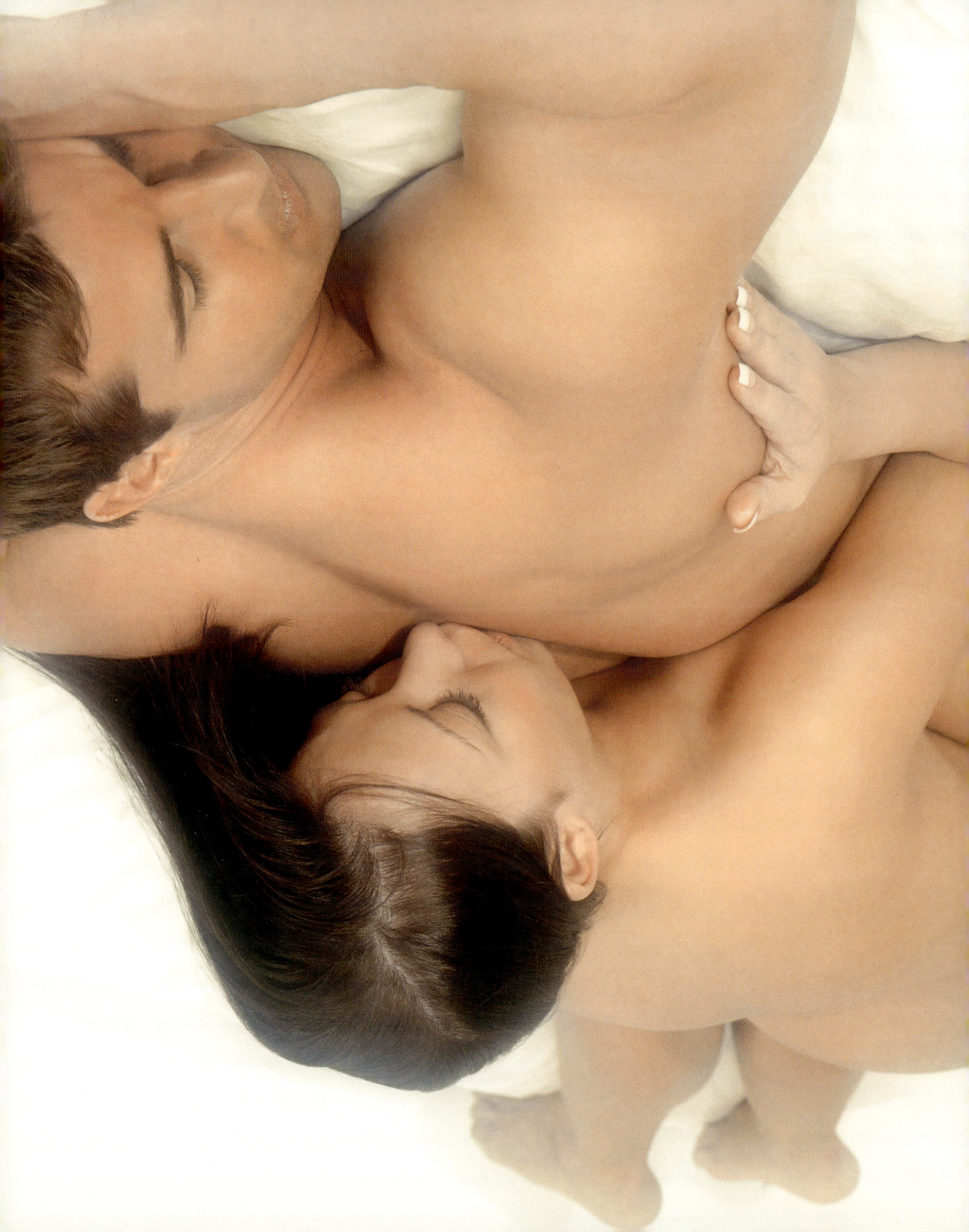

ISBN: 978-3-8094-2354-6

© 2008 by Bassermann Verlag, einem Unternehmen der Verlagsgruppe
Random House GmbH, 81673 München
Text und Photography Copyright © 2007 Rockport Publishers
Die amerikanische Ausgabe erschien erstmals bei Quiver,
einem Unternehmen der Quayside Publishing Group
100 Cummings Center Ste 406L
Beverly MA 01915

Dieses Buch wurde erstmals in den USA unter dem Titel Position Sex veröffentlicht.

Fotos: Allan Penn
Umschlaggestaltung: Atelier Versen, Bad Aibling
Übersetzung: Martin Rometsch für berliner buchmacher
Redaktion: Vera Olbricht, berliner buchmacher
Satz: Grafik-Studio Scheffler für berliner buchmacher

Printed in Singapur

817 2635 4453 6271

SEX
VIBRATIONS

50 heiße Stellungen

Lola Rawlins

Bassermann

INHALT

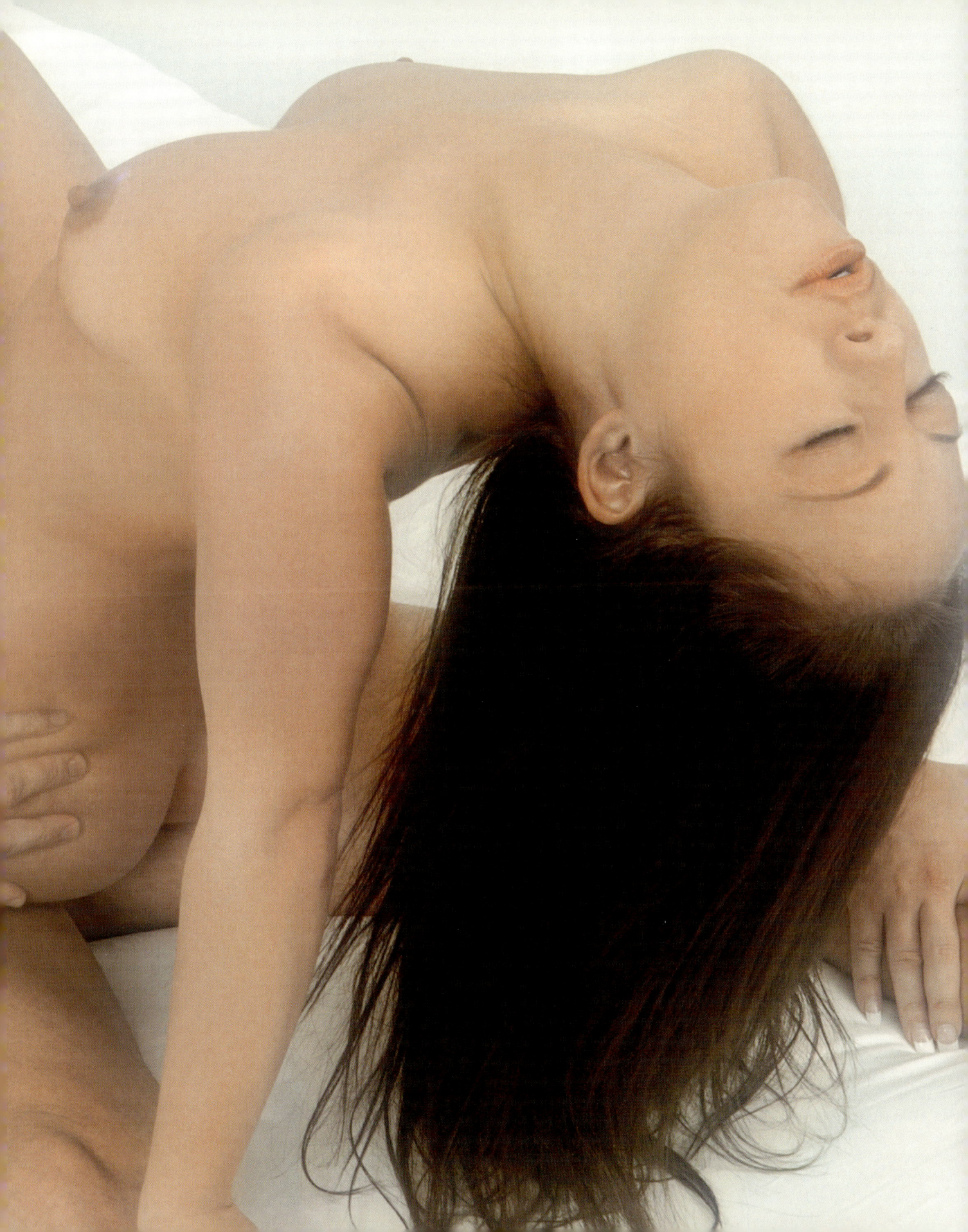

E I N F Ü H R U N G

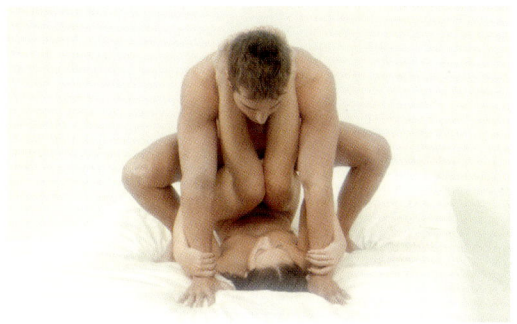

WAS IST PIKANTER SEX?

Vielleicht besteht Ihr Schlafzimmermenü aus der Missionarsstellung (Ihrer Alltagskost) und »Hündchen« (wenn Sie Bärenhunger haben). Sie wissen, dass es noch mehr Leckerbissen gibt, trauen sich aber nicht, neue Rezepte zu probieren, zumal Grundnahrungsmittel ja auch satt machen. Mag sein, dass Ihr sexuelles Repertoire Varianten der alten Favoriten enthält – Sie haben neue Zutaten hinzugefügt, aber es fehlt immer noch ... Würze. Wie dem auch sei – *Sex Vibrations* enthält viele ausgekochte Tipps, um die Hitze in Ihrem Schlafzimmer auf kreative Weise zu steigern!

Ein Garantierezept für großartigen Sex gibt es natürlich nicht, denn der hängt von zu vielen Faktoren ab. Doch eines ist sicher: Wenn Sie experimentieren, können Sie Ihre Libido anfachen und heißeren Sex erleben. Alles, was Sie und Ihr Partner dafür brauchen, ist ein wenig Energie, gesundes Vertrauen und offene Worte. Klingt Ihnen das zu einfach? Nun, bevor Sie ein Menü aus neuen, erregenden Stellungen ausprobieren, sollten Sie zuerst darüber nachdenken, wie Sie den Weg zur erotischen Erleuchtung ebnen können. Selbsterkenntnis, Verständnis und sexuelles Wissen sind wichtige Zutaten für köstlichen Sex. Die meisten Therapeuten sind der Meinung, dass fantastischer Sex erarbeitet werden muss.

1. REDEN SIE MITEINANDER

Gegenseitiges Vertrauen macht Kommunikation möglich, und damit beginnt Ihre Reise. Überlegen Sie doch: Wie wollen Sie Ihren Partner dazu bringen, im Schlafzimmer etwas Neues zu probieren, wenn Sie ungern über Sex sprechen? Einerlei, ob Sie mit sehr kleinen Schritten beginnen oder schon immer ungezwungen mit Ihrem Partner reden konnten, miteinander Sprechen ist die Grundlage für neue Erfahrungen.

Sprechen Sie über Ihre Wünsche, wenn Sie nach dem Sex nebeneinander liegen. Kritisieren Sie Ihr bisheriges Sexleben nicht, sondern schlagen Sie Varianten vor. Es macht Sie heiß, über Dinge zu reden, die Sie erforschen wollen, und seien Sie nicht überrascht, wenn Ihr Partner sehr aufgeschlossen reagiert. Wahrscheinlich hat er nur auf Ihre Initiative gewartet, weil er sich selbst nicht traute, den Mund aufzumachen.

Viele Paare bringen Schwung in ihr Liebesleben, indem sie intime Fantasien austauschen. Reden Sie ohne Hemmungen darüber, und Sie entdecken eine Welt der Lust und vertiefen Ihre Beziehung.

2. Entdecken Sie

Vergessen Sie alles Negative, was Sie über Selbstbefriedigung gehört haben – sie ist völlig natürlich, ein nahrhafter Teil Ihrer sexuellen Kost und unerlässlich, um den eigenen Körper kennen zu lernen und herauszufinden, was sich gut anfühlt! Besteht großartiger Sex nicht darin, Lust zu bereiten und zu empfangen?

Falls Sie bisher gezögert haben, sich selbst zu befriedigen, sollten Sie nun umdenken. Wenn Sie Ihren Körper erforschen und herausfinden, was Sie heiß macht, können Sie Ihre Wünsche viel klarer ausdrücken. Angenommen, Sie entdecken, dass feste, kreisförmige Bewegungen in der Umgebung der Klitoris Sie im Nu zur Raserei bringen. Wenn Ihr Partner wieder einmal Ihre Vagina mit der Hand bearbeitet, zeigen Sie ihm den neuen Trick und erklären ihm, wie *herrlich* sich das anfühlt!

Solche intimen Geständnisse machen mit der Zeit versierte Liebhaber aus Ihnen beiden, denn Sie sind mit schlüpfrigen Geheimnissen gewappnet, wenn Sie miteinander ins Bett gehen, und wissen, was zu tun ist. Zudem werden Sie kreativer und finden immer wieder neue Wege zum Gipfel. Sobald er den Trick mit der Klitoris kennt, benutzt er vielleicht auch andere weniger salonfähige. Und aufgepasst – Sie sollten sich auch viel Zeit fürs Streicheln und Küssen nehmen. Ermutigen Sie ihn, offen zu reden, damit Sie seine Lieblingswünsche erfüllen können, wenn er am wenigsten damit rechnet!

3. Verwöhnen Sie

Erforschen Sie sich auch gegenseitig, und Sie verfügen über ein wirksames Mittel, Ihre Beziehung innerhalb und außerhalb des Schlafzimmers zu vertiefen! Viele Menschen haben es heutzutage so eilig, dass sie die wirklich köstlichen Aspekte des Sex vernachlässigen, nur um schnell zum Orgasmus zu kommen und sich wieder in den Alltag zu stürzen. Aber wenn Sie sich wirklich Zeit füreinander nehmen und Ihre Einzigartigkeit ohne Eile genießen, bauen Sie damit ein starkes Fundament, auf dem Sie besseren Sex erleben werden!

4. Experimentieren Sie

Jetzt werden wir abenteuerlustiger! Sobald Sie darüber reden, was Sie mögen, und sich Zeit für Ihren Partner nehmen, haben Sie sein Vertrauen gewonnen. Jetzt sollten Sie den Mut haben, Dinge anzusprechen, auf die Sie schon lange neugierig sind. Und wieder wird er höchstwahrscheinlich nicht zögern, diese mit Ihnen auszuprobieren!

Vielleicht haben Ihre Freundinnen ungewöhnliche Stellungen erwähnt, die Sie probieren wollen, oder Sie haben neulich in einer Zeitschrift etwas gelesen ... Überlegen Sie, was Sie heiß macht, und erklären Sie es Ihrem Partner. Ermuntern Sie ihn, Ihnen nachzueifern. Besprechen Sie dann, was Sie beide vorgeschlagen haben. Seien Sie kühn, aber beginnen Sie langsam. Wenn Sie erst einmal experimentieren, versetzen die neuen Erfahrungen Sie in eine solche Ekstase, dass der Orgasmus garantiert ist – selbst wenn Sie es nie wieder tun!

5. Verwenden Sie Hilfsmittel

Nehmen Sie erotische Geschichten, Vibratoren und Zubehör für Fesselspiele mit ins Schlafzimmer, und Sie entdecken ganz neue Dimensionen der Lust. Diese Dinge vertiefen Ihre Empfindungen und bereichern Ihr erotisches Repertoire – und sie wirken Wunder, wenn Sie Hemmungen ablegen wollen. Greifen Sie aber nicht gleich zur Peitsche, wenn Sie noch unsicher sind, sondern lesen Sie Ihrem Partner zunächst erotische Geschichten vor oder sehen Sie sich mit ihm Softpornos an. Es ist erstaunlich, wie die Fantasie dadurch angeregt wird!

Vibratoren und Dildos gibt es in allen Formen, Größen und Farben – der Himmel der Ekstase ist die Grenze der Vielfalt. Wenn Sie nicht in einen Sexshop gehen wollen, bestellen Sie einfach im Internet. Kaufen Sie einen, prüfen Sie, ob Sie ihn mögen, und laden Sie Ihren Partner ein, Sie damit zum Orgasmus zu bringen! Manche Frauen besitzen Dutzende und haben viel Freude daran. Seien Sie also nicht schüchtern!

Wenn Sie es härter mögen, dann zögern Sie nicht! Requisiten verstärken den erotischen Reiz. Besprechen Sie aber vorher mit Ihrem Partner, was Sie haben wollen, damit Ihre Erwartungen übereinstimmen. Überlegen Sie, was Sie für Ihre Wünsche brauchen, damit Sie nicht mit Utensilien anfangen, die Ihnen Angst einjagen, anstatt Sie heiß zu machen.

6. Bleiben Sie fit

Vielleicht hatten Sie beim Blättern in diesem Buch den Eindruck, die Models seien Olympiasieger! Keine Sorge – Sie brauchen kein nackter Schlangenmensch zu sein, um die hier gezeigten Stellungen zu meistern. Und Sie müssen auch nicht regelmäßig ins Fitnesscenter gehen, um ein gesundes und erfülltes Sexleben zu genießen.

Anderseits bringt Sport mehr Schwung in Ihr Bett, als Sie sich vorstellen können. Wenn Ihre Ausdauer zunimmt, halten Sie auch im Bett länger durch. Yoga fördert das Körperbewusstsein, und Atemübungen steigern die Lust. Sobald Sie geschmeidiger sind, können Sie leichter von einer Stellung in die andere wechseln. Und Kraft ermutigt Sie, auch anstrengende Stellungen auszuprobieren – mit sensationellen Resultaten!

Und zum Schluss: Wenn Sie nackt gut aussehen, möchten Sie öfter nackt sein. Und das ist immer gut, wenn Sie mehr Sex und besseren Sex haben wollen.

7. Tun Sie's öfter

Versuch und Irrtum sind Ihre Freunde, und der Schlüssel ist Ausgewogenheit. Aber wenn Sie vielseitiger sein wollen, und das öfter, wird Ihr sexueller Appetit auf überraschende Weise gestillt! Der Lohn ist eine engere Beziehung und ein strahlendes Aussehen, wie es nur bei totaler Befriedigung möglich ist.

Sie haben die Macht, Ihrem faden Sexleben mehr Würze zu geben. Genießen Sie nun die fünfzig aufreizenden Serviervorschläge, und denken Sie daran: Hausmannskost ist nicht alles!

SCHULTERGRIFF

Im tiefen Untergrund

So geht's

Ausgangspunkt ist die Missionarsstellung, aber sie zieht die Beine an die Brust, streckt die Füße nach oben und legt sie ihm auf die Schulter. Er stützt sich mit den Händen ab. Wenn Sie geschmeidig sind, können Sie das tiefe Eindringen und die enorme Intimität dieser Variante genießen.

Diese Stellung ist großartig für einen Mann mit kurzem Penis, aber wenn er gut bestückt ist, kann es für sie schmerzhaft sein. Am besten sagen Sie ihm, welche Tiefe angenehm ist.

◎ Was hat sie davon?

Denken Sie daran, dass die Vagina kürzer und enger wird, wenn Sie die Knie an die Brust ziehen. Deshalb bringen selbst flache Stöße Sie zum Schaudern! Wichtig ist ein langes Vorspiel, weil Ihr Partner vielleicht nicht lange durchhält – die tiefen Stöße machen ihn wild! Sie sollten sich antörnen (zum Beispiel durch extra langen Oralsex), ehe Sie in diese anstrengende Stellung wechseln. Sehnen Sie sich nach mehr Nähe? Dann kann diese Stellung Ihren Sex extrem leidenschaftlich machen. Schauen Sie ihm in die Augen, sagen Sie ihm, wie sehr Sie ihn lieben, oder ziehen Sie ihn am Po tiefer in sich hinein.

◎ Was hat er davon?

Diese Stellung ermöglicht tiefes Eindringen. Wenn die Partnerin glaubt, es gehe nicht mehr tiefer, beugen Sie sich vor und – WOW! Ihre Hoden liegen an ihrem Po und stimulieren eine oft ignorierte Stelle. Kissen unter ihrem Po steigern die Lust ebenfalls.

Außer der köstlichen Tiefenwirkung macht es Ihnen auch Spaß, in dieser Stellung die Kontrolle zu übernehmen. Die Verwundbarkeit einer Frau kann einen Mann sehr erregen. Wenn sie sich Ihnen unterwirft, wird der Sex also noch heißer!

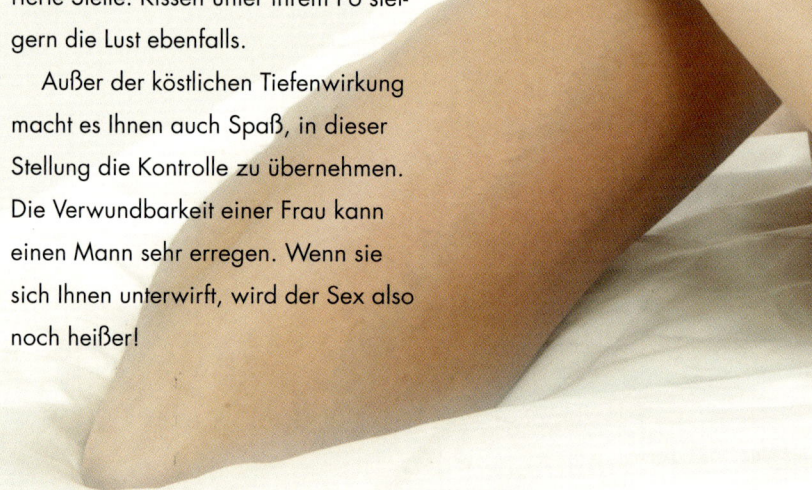

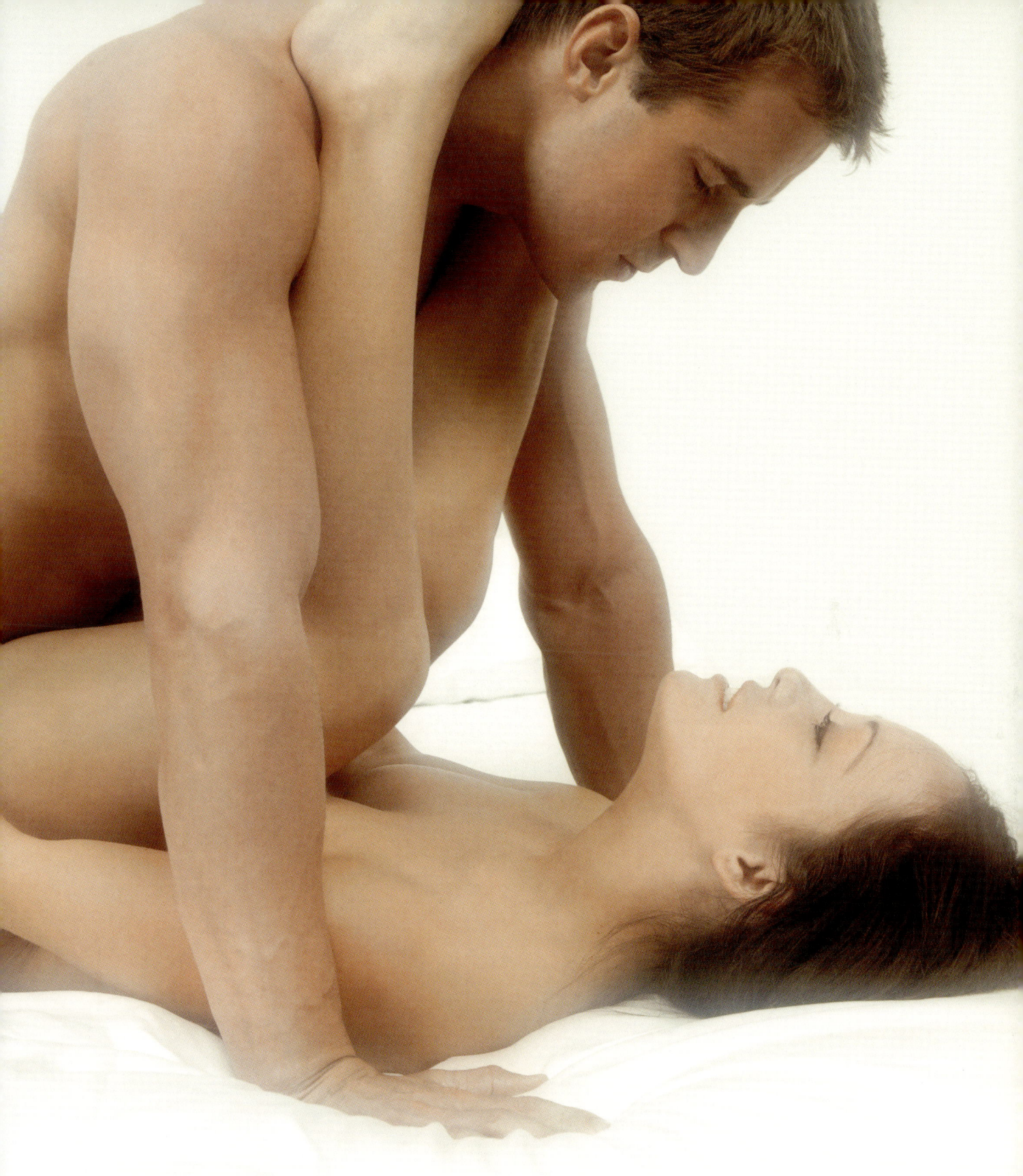

Nr. 2

WEIT OFFEN

Eine Augenweide für ihn

SO GEHT'S

Sie liegt auf dem Rücken, der Mann dringt kniend ein. Er hält sie an den Knöcheln fest und spreizt ihre Beine so weit, wie es ihr erträglich ist. Probieren Sie aus, welche Weite und welches Tempo am angenehmsten ist – die Empfindungen können sehr unterschiedlich sein.

◎ WAS HAT SIE DAVON?

Ihr heißer Körper ist total entblößt! Wahrscheinlich erfüllen Sie damit eine seiner ältesten Fantasien. Schwelgen Sie in Ihrer Starrolle. Das Eindringen ist tief, und der Druck seines Beckens auf Ihrer Klitoris erzeugt eine köstliche Reibung.

◎ WAS HAT ER DAVON?

In dieser Stellung sehen Sie, wie Ihr erigierter Penis in ihre nasse, willige Scheide eindringt. Dass Männer sehr stark auf visuelle Reize reagieren, ist erwiesen. Für Ihre Partnerin ist es überaus lustvoll zu wissen, dass Sie ihren nackten, weit offenen Körper bewundern.

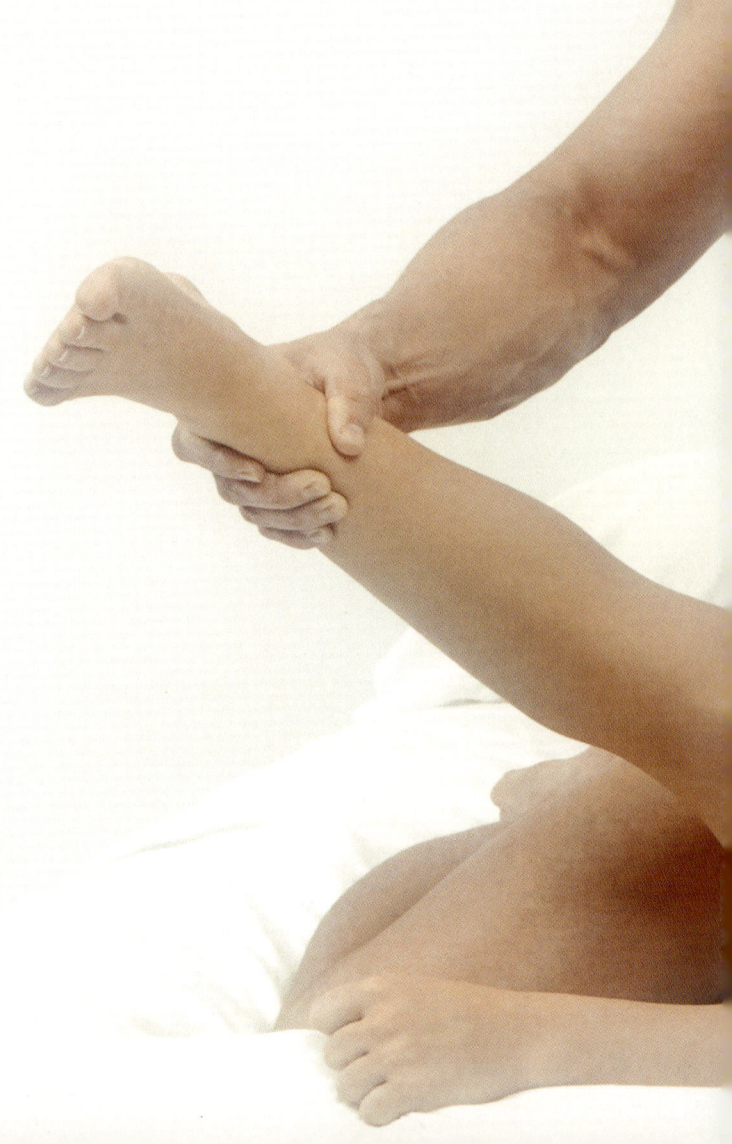

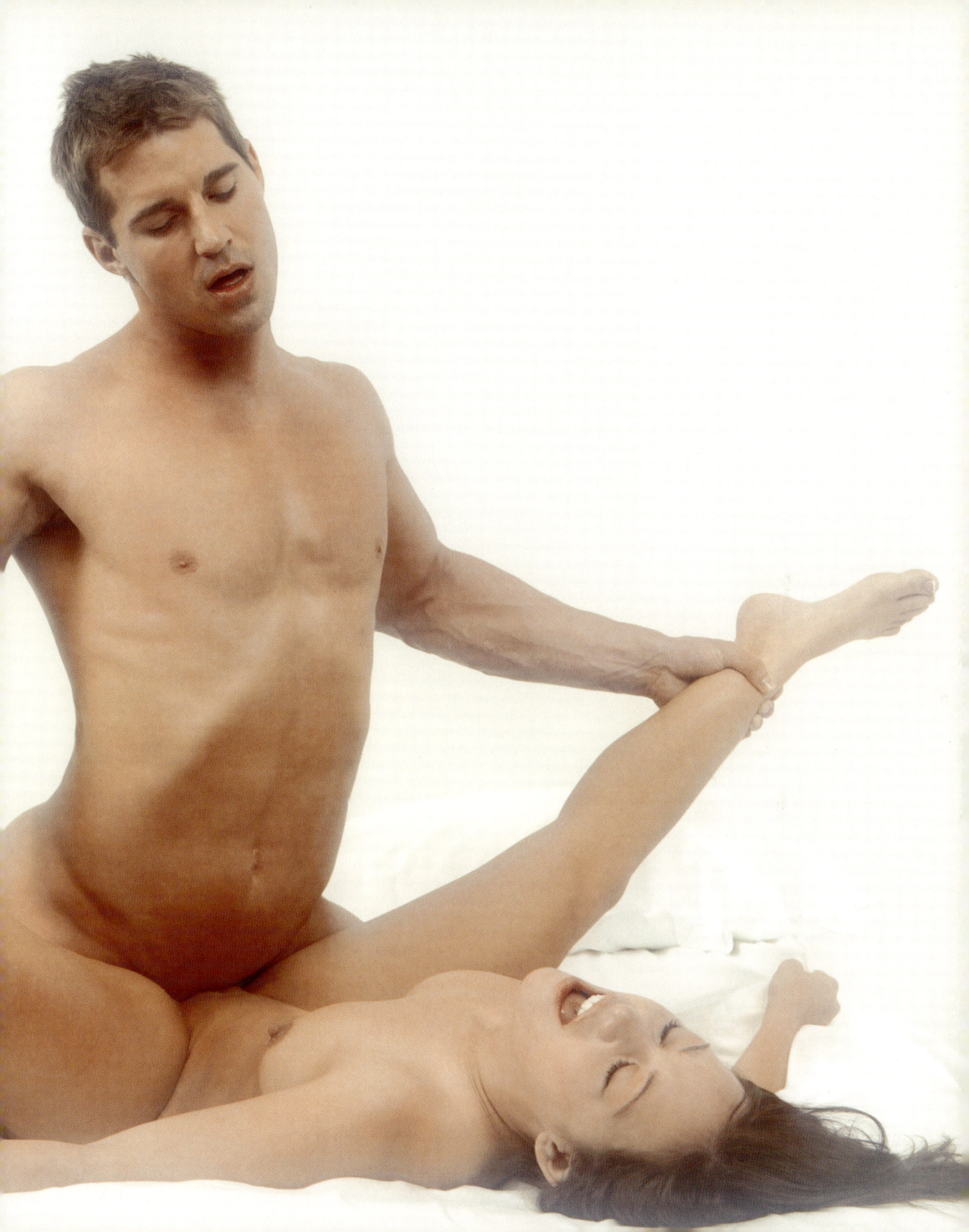

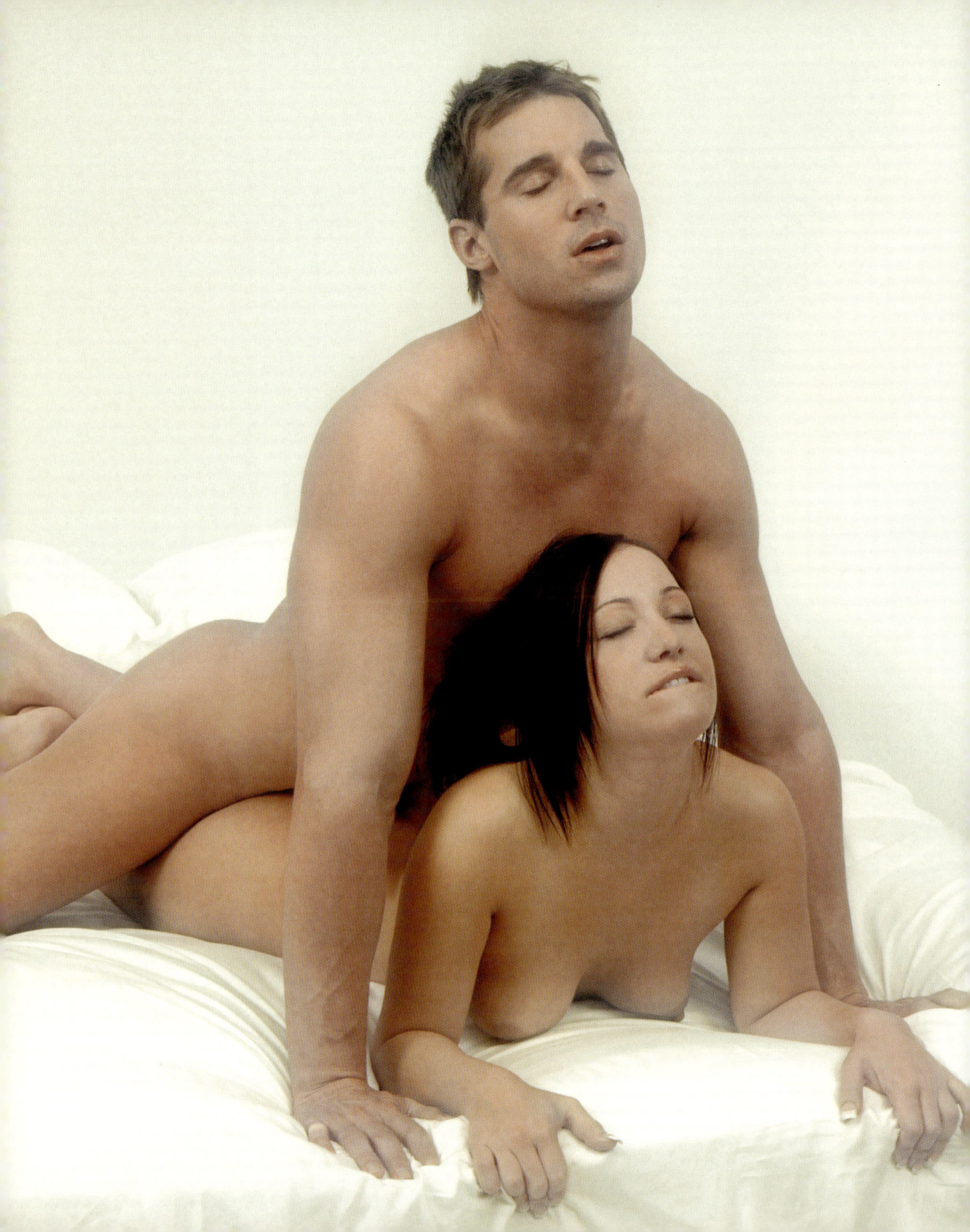

FEST GESCHLOSSEN

Fester Druck genügt

SO GEHT'S

Sie liegt auf dem Bauch, stützt sich auf die Ellbogen und spreizt die Beine nur so weit, dass er eindringen kann, wenn er auf ihr liegt. Dafür müssen beide sich ein wenig Mühe geben und zusammenarbeiten. Sobald er drin ist, presst sie die Schenkel zusammen. (Noch fester wird ihr Griff, wenn sie die Knöchel kreuzt!) Er stützt sich auf die gestreckten Arme, wenn er stärker stoßen will, oder auf die Ellbogen, wenn er mehr Hautkontakt und rhythmisches Schaukeln vorzieht.

◎ WAS HAT SIE DAVON?

Diese Stellung ermöglicht tiefe Stöße, und Sie erzeugen mit den fest geschlossenen Beinen viel Reibung. Die Bewegungen sind ziemlich eingeschränkt, aber die Empfindungen großartig! (Wenn er zu vorzeitiger Ejakulation neigt, hält er in dieser Stellung durch, bis Sie beide bereit sind.)

Wenn Sie die Beine zusammenpressen, fühlt die Vagina sich länger und enger an. Das ist günstig für einen Mann mit großem Penis. Die Bauchlage und die Schenkelpresse zusammen stimulieren die Klitoris, was einen stärkeren Orgasmus fast garantiert!

◎ WAS HAT ER DAVON?

Die pure, animalische Lust des Eindringens von hinten, verbunden mit der besonders engen Vagina der Partnerin macht diese Stellung besonders reizvoll.

»Es erregt sie, unterwürfig zu sein. Darum presse ich ihre Hände aufs Bett, so dass sie sich nicht bewegen kann. Bald sind ihre Atmung und ihr Stöhnen nicht mehr auszuhalten!«

BANANENSPLIT

Ein Leckerbissen zwischen den Laken

So GEHT'S

Wenn Ihnen Stellung 3 gefallen hat, schmeckt Ihnen diese bestimmt auch! Die Frau liegt auf dem Bauch und stützt sich mit den Ellbogen ab. Sobald er eingedrungen ist, spreizt sie die Beine weit, so dass sie fast waagrecht zum Rumpf liegen. Er bleibt oben und stützt sich mit gestreckten Armen ab, oder er lässt sich auf die Ellbogen sinken, um mehr Hautkontakt zu spüren. (Natürlich darf er für die Partnerin nicht zu schwer sein. Es ist nicht erregend, zerquetscht zu werden!)

Noch heißer wird es, wenn sie die Beckenbodenmuskeln abwechselnd anspannt und lockert, damit er unterschiedliche Lustgefühle genießen kann. (Siehe Stellung 21, Entzückendes Drücken, Seite 52.)

◎ WAS HAT SIE DAVON?

Da er besonders tief eindringt und Ihr Schambein sich an ihm reibt, prickelt Ihr ganzer Körper, zumal auch der G-Punkt und die Klitoris stimuliert werden. Schlagen Sie eine gegenseitige erotische Massage vor, ehe Sie diese Stellung einnehmen. Danach fühlen Sie sich entspannt und schlüpfrig – und noch verruchter.

◎ WAS HAT ER DAVON?

Sie stoßen tief, tief, tief. Und genießen dabei den Anblick ihrer Kehrseite. Wenn sie »da unten« berührt werden möchte und Sie beim Stoßen eine Hand frei haben, können Sie ihren Anus kitzeln und streicheln. Das löst auch bei Ihnen Schauder der Lust aus. Wenn Ihre Partnerin sich gerne von hinten beglücken lässt, könnte diese Stellung durchaus ihr Lieblingsdessert werden!

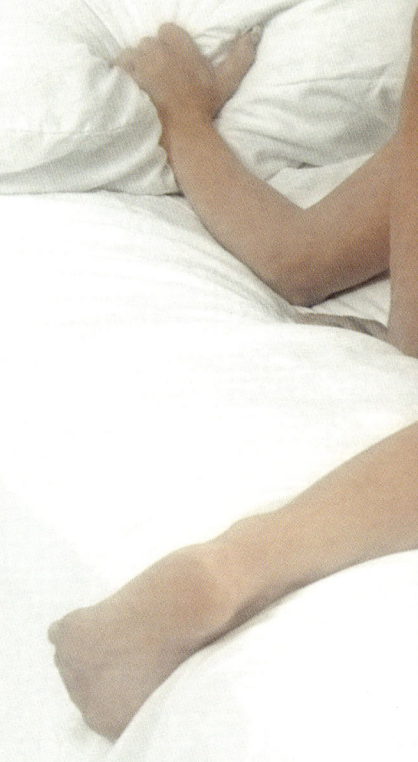

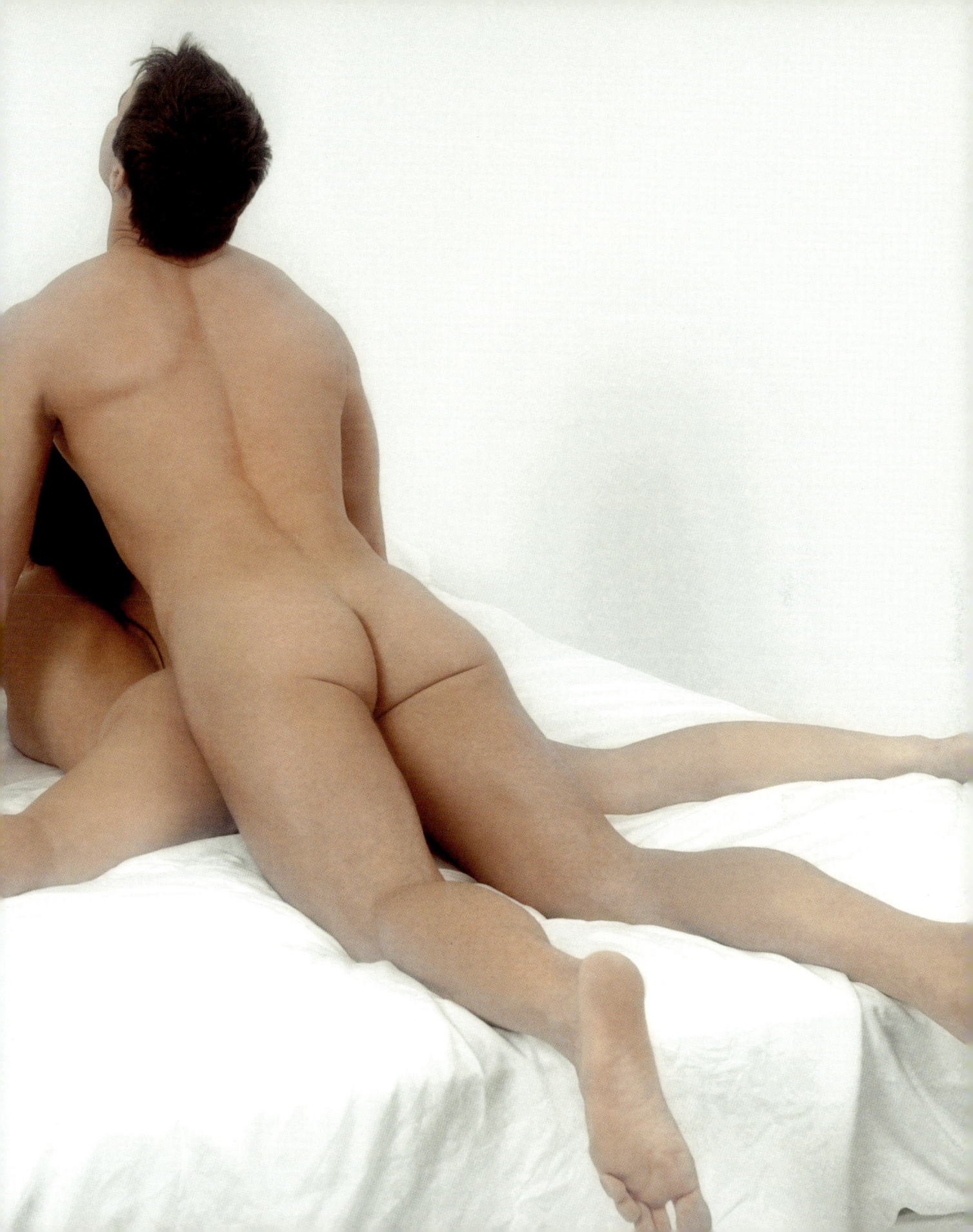

Nr. 5

PO-POLKA

Boom-Chicka-Boom!

SO GEHT'S

Sie liegt auf dem Bauch oder kniet auf allen Vieren. Er kniet hinter ihr, legt die Beine innen oder außen neben ihre Beine und dringt von hinten ein. Vielleicht ist ein wenig Zusammenarbeit notwendig, bis er den richtigen Winkel findet. Sie sollte ausprobieren, wie hoch ihre Hüften sein müssen, damit er leicht eindringen kann. Dann ist nur noch himmlische Ekstase die Grenze!

Sie kann die Schenkel zusammenpressen, um die Reibung und den Griff am Penis zu erhöhen. Er kann so langsam oder schnell stoßen, wie er mag, und sie an den Hüften festhalten oder mit den Brüsten und der Klitoris spielen. Tiefe Stöße sind einfach, und dank des Penetrationswinkels kann er die obere Scheidenwand stimulieren, wo sich der G-Punkt befindet – immer ein Vorteil! Das alles ist so erregend, dass er womöglich schnell kommt. Eine gute Stellung für ihn, um den Höhepunkt zu erreichen, wenn sie ihn schon hinter sich hat.

◎ WAS HAT SIE DAVON?

Manche Frauen genießen die tiefen Stöße. (Wenn er einen großen Penis hat, kann die Po-Polka schmerzhaft sein.) Sein Glied trifft wahrscheinlich den G-Punkt, wodurch ein vaginaler Orgasmus begünstigt wird. Aber er kann beim Sex auch gut mit der Klitoris spielen und so die Ekstase steigern. Wenn Sie richtig »liederlich« sein wollen, ist dies die perfekte Stellung. Sie können Ihren Partner an den Rand des Wahnsinns treiben, indem Sie mit dem Po wackeln und sich provozierend verhalten!

◎ WAS HAT ER DAVON?

Ein Mann, der von hinten eindringt, kehrt zu seinen lustvollen Wurzeln zurück. Diese Stellung kommt dem Sex am nächsten, den die Natur haben wollte. So können Sie Ihre animalischen Instinkte austoben. Es ist fast zu erregend zu sehen, wie Ihr Penis in ihrem gespreizten Po pumpt! Seien Sie also nicht überrascht, wenn Sie den Gipfel in dieser Stellung schneller erreichen.

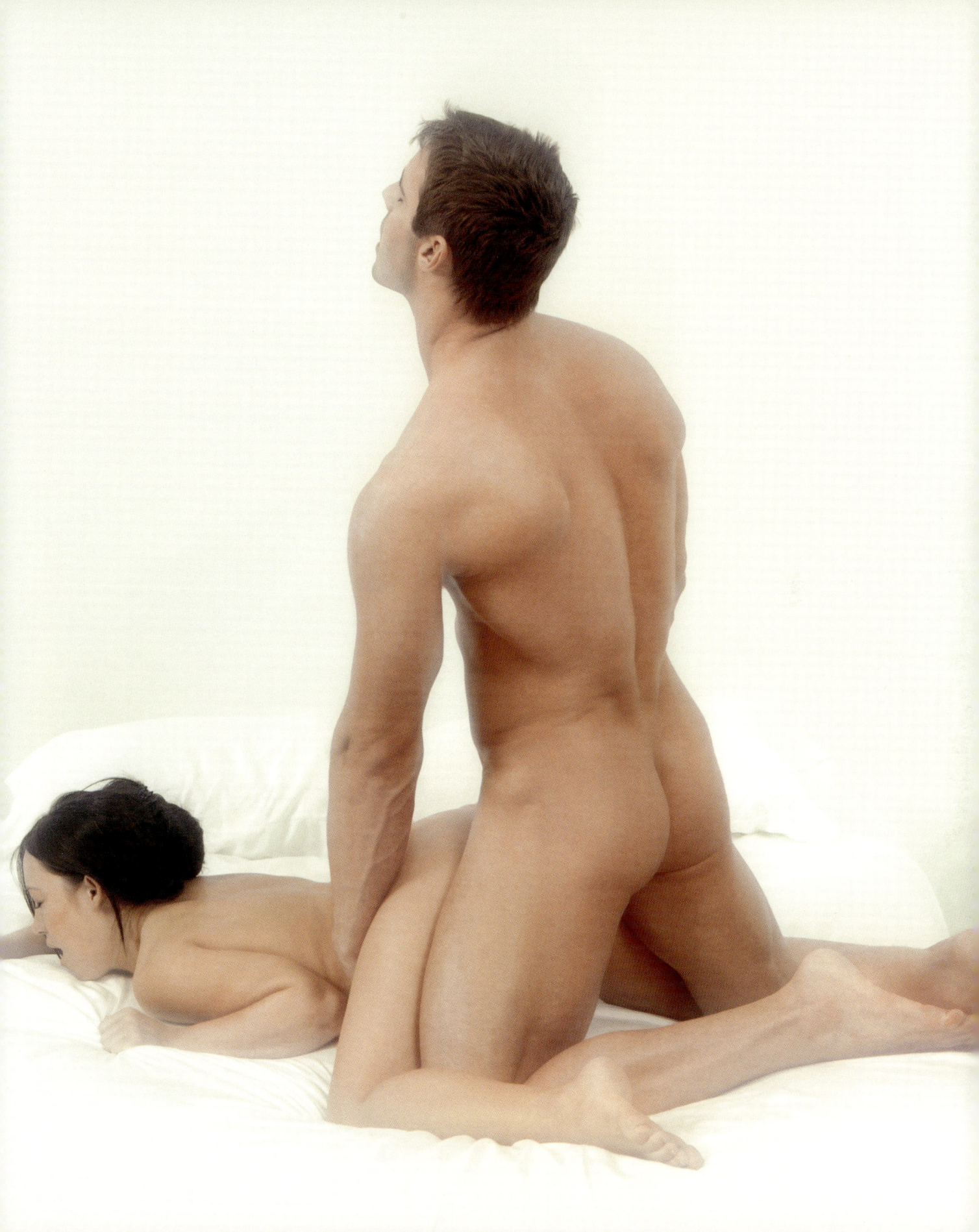

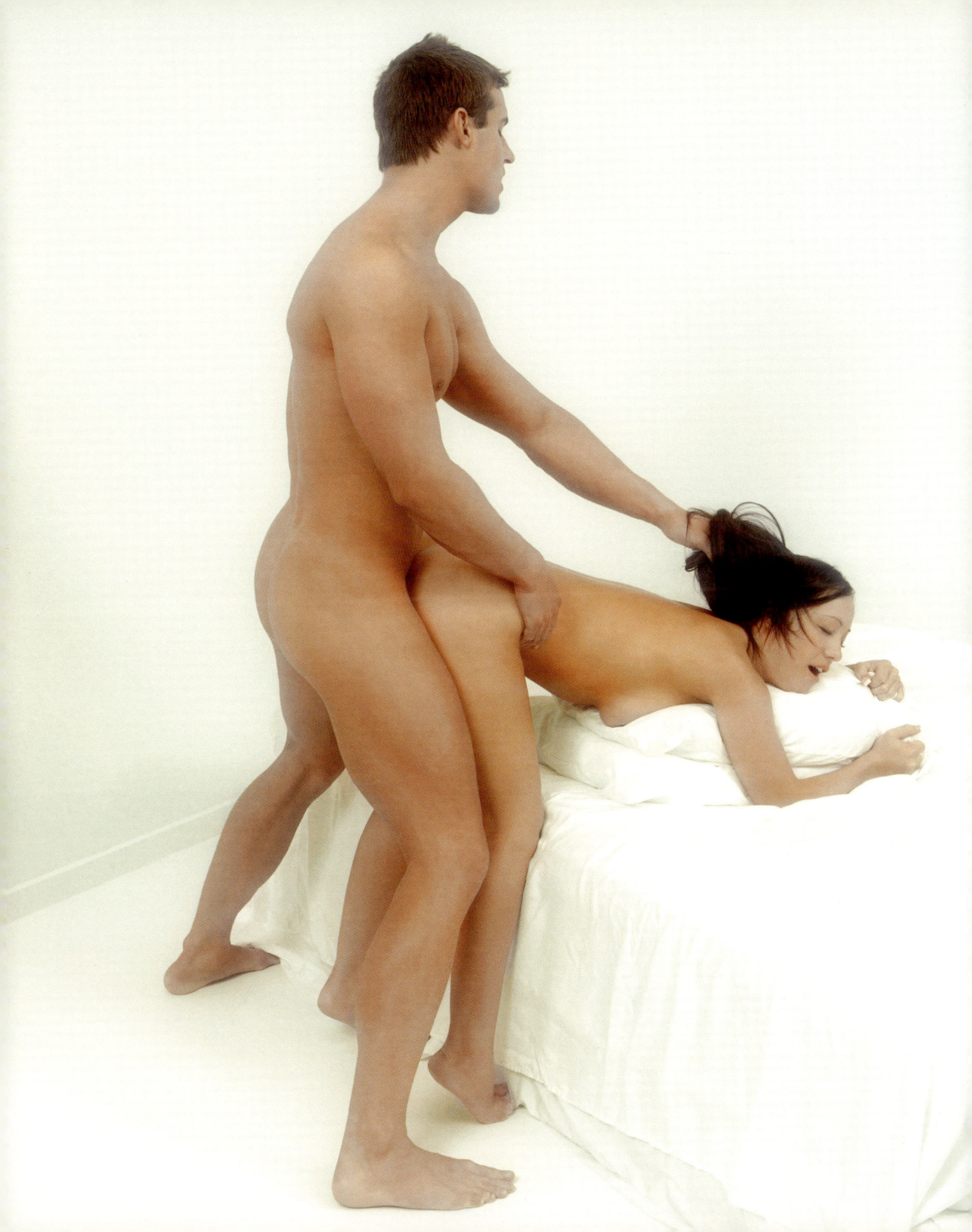

Nr. 6

KISSENSCHLACHT

Auf einem Kissenpodest

SO GEHT'S

Diese heiße, lustvolle Stellung ähnelt der vorigen – aber mit Doping! Sie steigt aus dem Bett, sobald er bereit ist, ihren sexy Körper zu verehren, beugt sich nach vorne und legt den Oberkörper auf ein oder zwei Kissen. Er steht hinter ihr, spreizt die Beine etwas mehr als sie und dringt dann von hinten ein.

◎ WAS HAT SIE DAVON?

Da er nicht auf allen Vieren kauert, kann er mit seinen freien Händen Ihren Rücken und Bauch streicheln (oder kratzen!), Ihre Klitoris massieren, sanft an Ihrem Haar zupfen … Mit etwas Fantasie entdecken Sie zahllose Wege zu größerer Lust. Ein ausgiebiges Vorspiel ist zu empfehlen, weil er in dieser Stellung so erregt wird, dass er womöglich nicht so lange durchhält wie in den zahmeren Stellungen. Das Kissen dient nicht nur als Polster, sondern dämpft auch Ihre unvermeidlichen Schreie der Ekstase!

◎ WAS HAT ER DAVON?

Jeder Mann fühlt sich in dieser Stellung dominant und potent. Wenn Sie es »von hinten« mögen, können Sie hier ihren Po bewundern und befummeln. Da Sie fest auf dem Boden stehen, können Sie ungehindert stoßen, das Tempo steuern und herrlich tief eindringen. Wenn Sie das Becken etwas nach oben kippen, schlagen Ihre Hoden bei jedem Stoß an ihren Po und lösen zusätzliche Wogen der Lust aus.

WÄHLEN SIE IHR EROTISCHES ABENTEUER SELBST

- Noch intimer wird es, wenn er sich über sie beugt, ihr ins Ohr flüstert, ihren Hals küsst und streichelt und ihre Schultern berührt und massiert.
- Doppelte Lust, doppelter Spaß – wenn er sie neckt! Stoßen Sie langsam, und schauen Sie zu, wie Ihr Penis eindringt. Ein Fest für die Augen!
- Soll es etwas härter sein? Dann stoßen Sie kräftiger. Die Kissen sind ein guter Puffer für sie.
- Variieren Sie die Zahl der Kissen unter ihr. Vielleicht sind mehrere Kissen reizvoller – oder ein einziges.

So geht's

Dies ist die perfekte Stellung, wenn Sie gerne experimentieren. Er liegt auf dem Rücken, sie hockt sich langsam auf seinen Penis. Die Füße stellt sie neben seine Hüften, ihre Beine bleiben gebeugt. (Verlagern Sie nicht Ihr ganzes Gewicht auf einmal nach unten!) Sie hat alles im Griff, bewegt sich auf und ab und schaukelt sanft vor und zurück oder lässt das Becken kreisen.

Erhöhen Sie den erotischen Einsatz — und lassen Sie die Partnerin rotieren! Sie dreht sich langsam seitwärts und stützt sich mit Händen und Füßen ab. Dann dreht sie sich um weitere 45 Grad, bis sie ihm den Rücken zuwendet. Dann wartet sie auf den Orgasmus oder dreht sich weiter im Kreis.

◎ Was hat sie davon?

In dieser Stellung haben Sie das Sagen und entscheiden über das Tempo. Wenn Sie abenteuerlustig sind und gerne führen, werden Sie diese lustvolle Stellung genießen. Er dringt tief ein, und die Reibung ist dank des Drehens ordentlich. Da dieser 360-Grad-Kreisel alle Bereiche der Vagina stimuliert, sollten Sie so langsam rotieren, dass Sie merken, welcher Winkel Sie richtig heiß macht!

Falls Sie nicht schwindelfrei sind, lassen Sie nur das Becken kreisen. Auch dann streichelt sein Penis jeden Teil Ihrer Vagina.

◎ Was hat er davon?

Sie können sich zurücklehnen und die Show genießen oder mitmachen, indem Sie mit den Händen forschen, streicheln, kneifen und ihre Flamme anfachen!

»Nach dem Sex mit meinem Mann masturbiere ich gerne. Ich bin noch feucht, und sein Sperma ist überall auf meiner süßen Stelle verschmiert. Das macht mich noch heißer!«

SITZKREISEL

Alles, nur kein Kinderspiel!

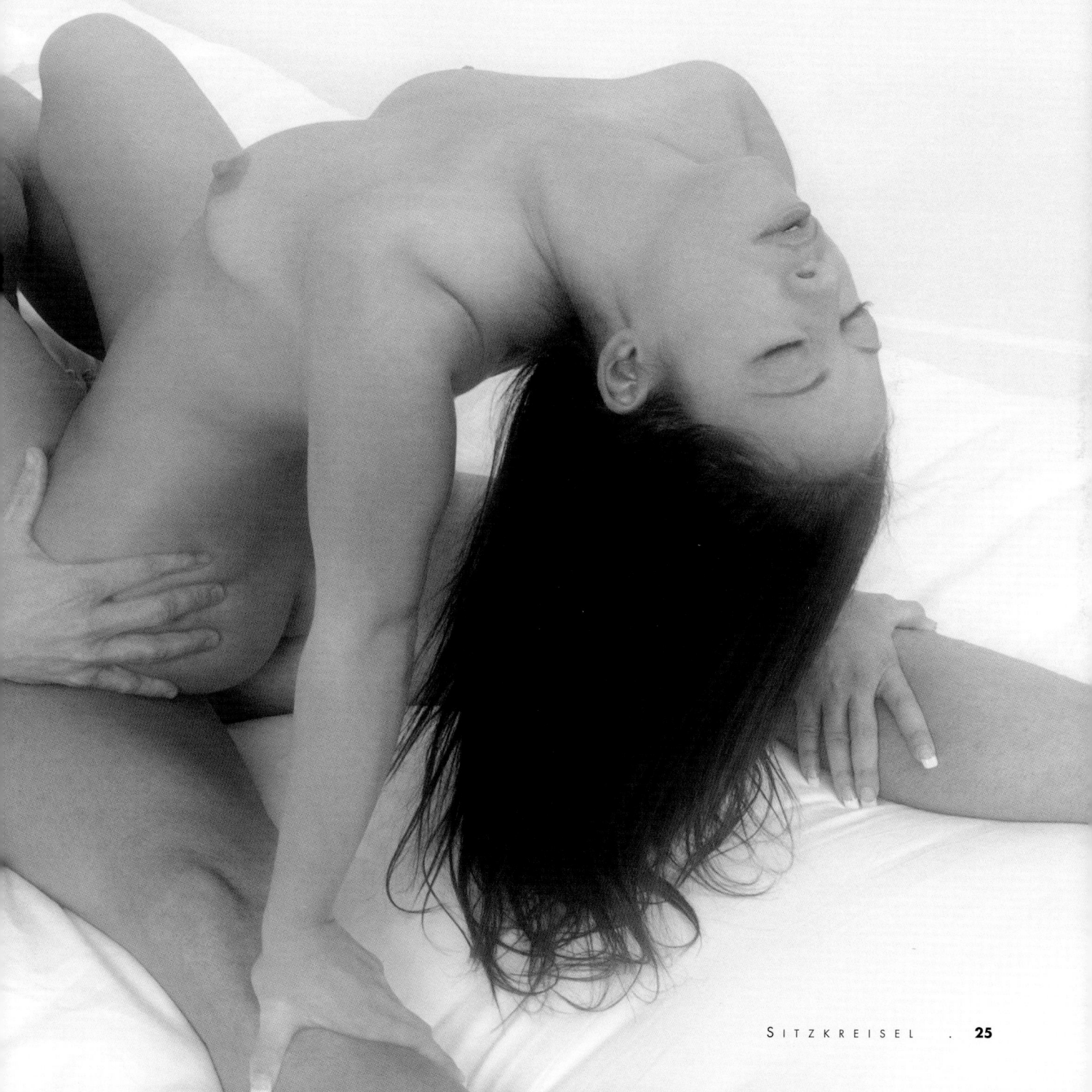

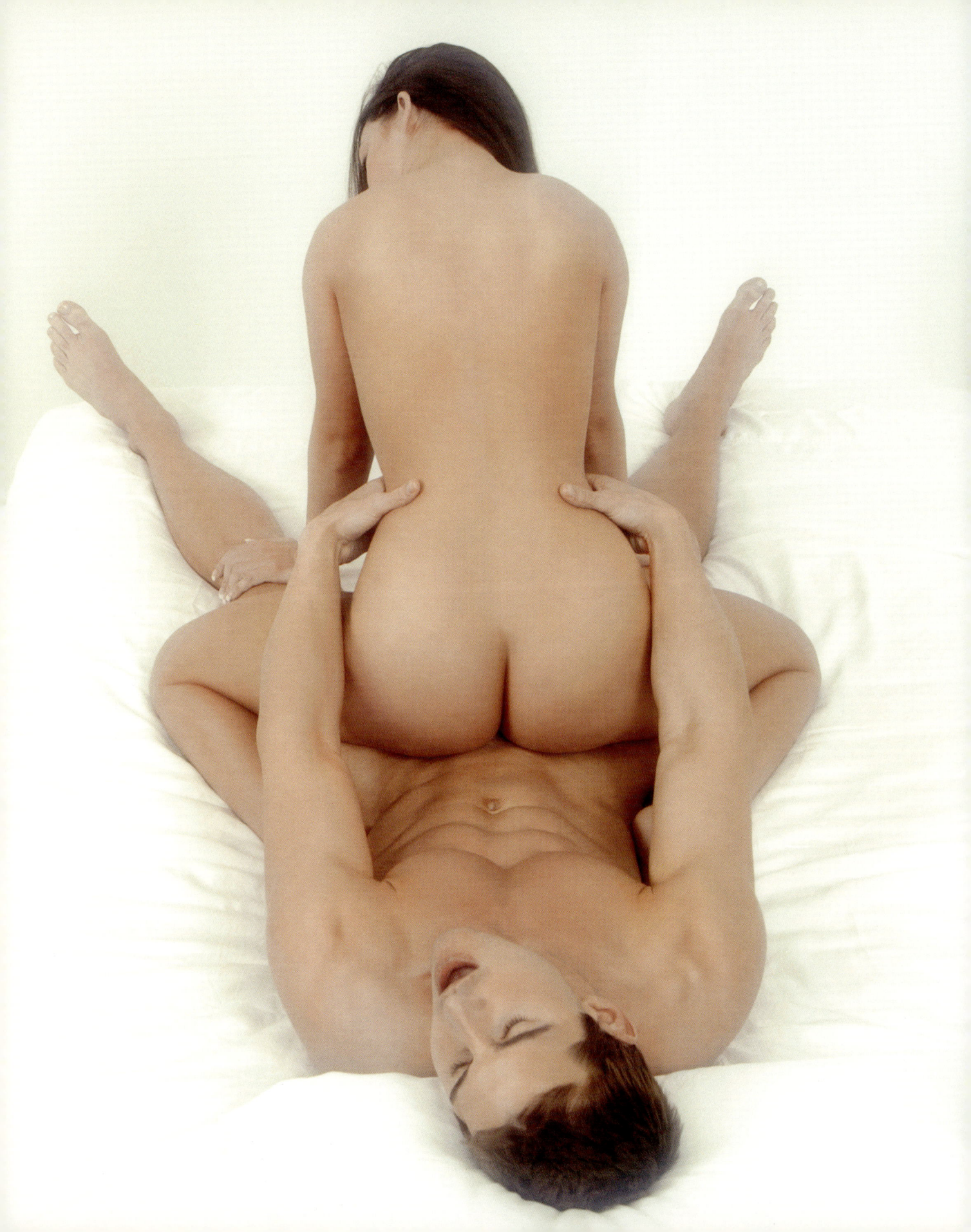

Ein Stück Himmel

Vergiss die irdischen Freuden …

So geht's

Ein doppelter Genuss: Sie sitzt oben, und er dringt von hinten ein! Er liegt gestreckt auf dem Bett, sie hockt sich auf ihn und lässt seinen harten Penis eindringen. Ihre Knie liegen neben seinem Rumpf, und sie legt die Hände auf seine Beine und nimmt ihn mit auf den Ritt seines Lebens!

◎ Was hat sie davon?

Sie haben das Kommando! Dies ist einer der besten Wege zum Orgasmus, weil Sie Rhythmus, Tempo und Tiefe bestimmen. Sein Penis reibt sich an der vorderen Scheidenwand, und das ist eine Wonne für Ihren G-Punkt. Lassen Sie das Becken kreisen, damit er richtig wild wird. Überraschen Sie ihn dann, indem Sie die Dinge in die Hand nehmen – buchstäblich. Dies ist die perfekte Stellung, um Ihre feuchte Stelle und sein preisgekröntes bestes Stück zu erreichen!

◎ Was hat er davon?

Sie genießen nicht nur den sexy Po Ihrer Partnerin, sondern können sie auch ungehindert und nach Herzenslust streicheln und begrapschen! Das ist ein Traum für jeden Mann, vor allem weil Sie sich ausruhen und den Ritt genießen dürfen. (Für Männer, deren erigierter Penis senkrecht steht, ist diese Stellung nicht unbedingt angenehm.)

G-Punkt-Genüsse

Alle Frauen haben von ihm gehört, aber haben Sie diesen manchmal scheuen Lustknoten je gefunden? Er wird am besten stimuliert, wenn der Partner von hinten eindringt oder wenn Sie oben sind. Um Ihren G-Punkt aufzuspüren, müssen Sie Ihren Körper erforschen und den Partner um Hilfe bitten.

Schieben Sie einen oder zwei Finger etwa fünf Zentimeter weit in die Vagina und krümmen sie leicht wie bei der Geste »Komm her!«. Jetzt berühren sie die Vorderseite der Vagina. Wenn sie eine knopfgroße, schwammige Stelle finden, sind Sie am Ziel. Experimentieren Sie mit unterschiedlichem Druck. Wenn der G-Punkt stimuliert wird, schwillt er oft an, weil mehr Blut hineinfließt.

KÖRPERSURFEN

Träumen Sie vom Strand

SO GEHT'S

Er liegt mit gestreckten Beinen auf dem Bett, sie wendet sich seinen Füßen zu und lässt sich langsam auf seinen erigierten Penis sinken. Dieser Balanceakt erfordert viel Koordination! Unter seiner Führung legt sie sich langsam nach hinten, bis sie Wange-an-Wange auf seiner Brust liegt. Während sie sinkt, spürt er, wie ihre Vagina länger wird.

Langsam und stetig zieht sie die Füße auf seinen Beinen nach oben, und beide wiegen sich überaus sacht zum Orgasmus. In dieser Stellung lösen kleine Bewegungen tiefe Gefühle aus. Er kann das Becken nicht bewegen, sonst löst sie sich von ihm.

◎ WAS HAT SIE DAVON?

Für diese Stellung müssen Sie ziemlich geschmeidig sein und sich etwas anstrengen – aber es lohnt sich! Wann immer er eindringt, während Sie ihm den Rücken zuwenden, stimuliert sein Penis verschiedene Teile Ihrer Vagina. Diese Stellung kann auch sehr leidenschaftlich sein, denn er kann Ihnen etwas ins Ohr flüstern und Ihren Hals küssen und liebkosen. Der intensive Hautkontakt bewirkt, dass Ihr Lustzentrum im Gehirn Wohlgefühle auslöst, die Sie nicht so schnell vergessen werden!

◎ WAS HAT ER DAVON?

Wahrscheinlich brauchen Sie beide Hände, um sie festzuhalten; aber wenn Sie beide gut ausbalanciert sind, können Sie mit den Händen ihre Brüste und ihre Klitoris streicheln. (Sie kann auch masturbieren, damit Sie genau wissen, wo Sie die Finger hinlegen müssen.) Da Sie ihr Gewicht tragen, fühlen Sie sich unglaublich männlich (natürlich geht es besser, wenn Sie größer oder schwerer sind als sie). Da sie Ihnen den Rücken zuwendet, lädt diese Stellung dazu ein, Fantasien auszuleben. Wenn sie kommt, spüren Sie das heftige Zucken ihres Anus, da Ihr Penis der Scheidenwand nahe ist. Ein unvergessliches erotisches Erlebnis!

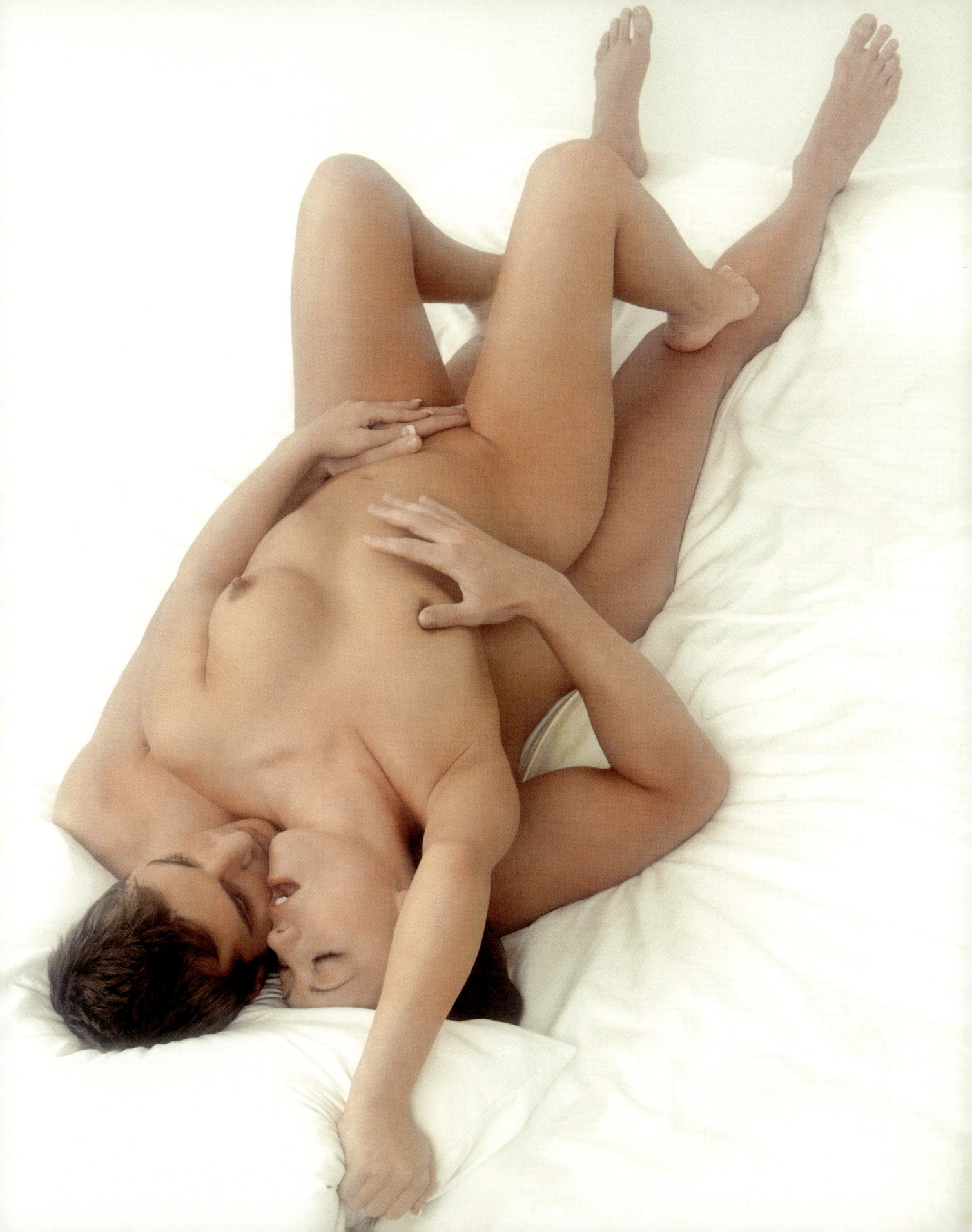

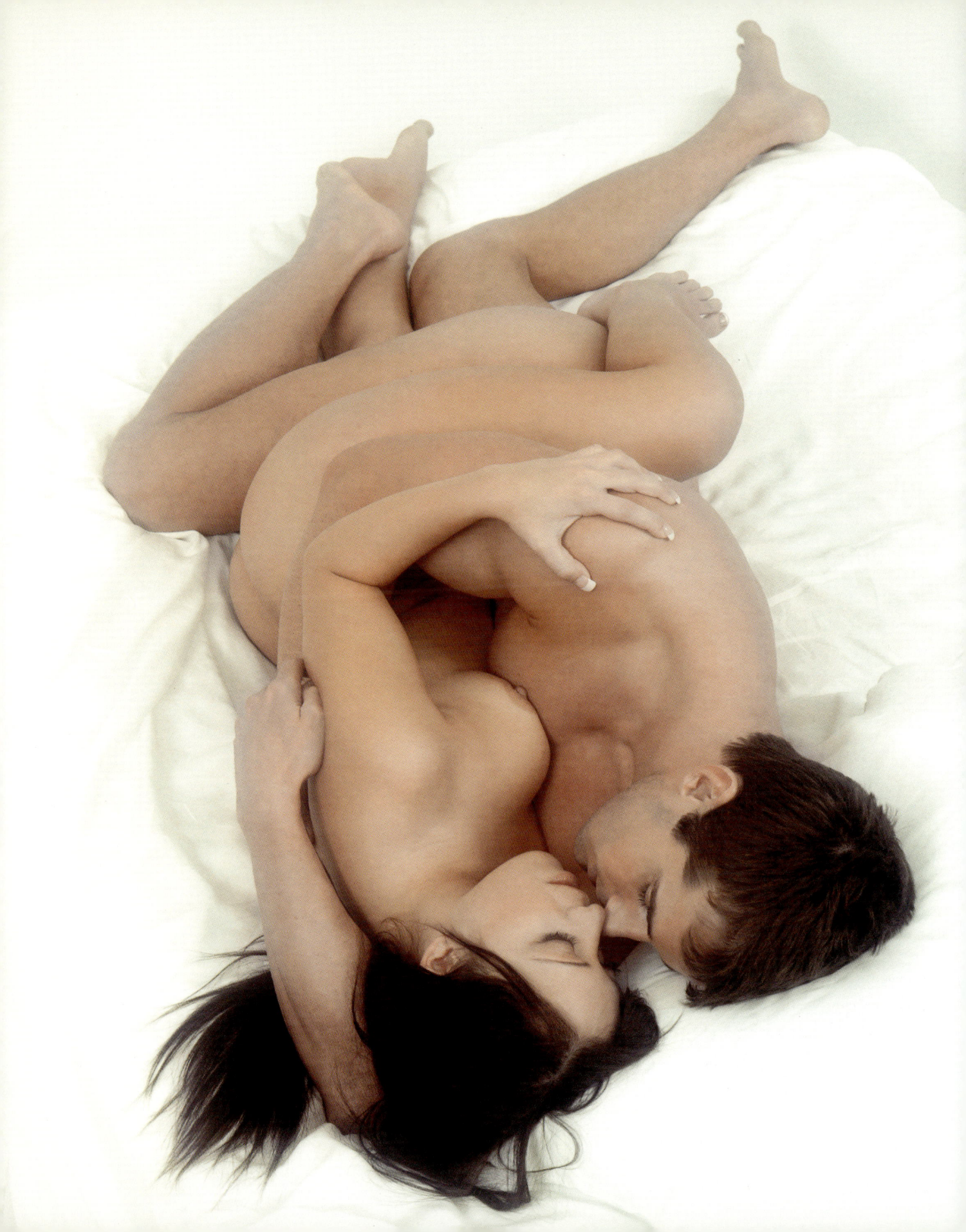

OCTOPUSSY

Ineinander verschlungen

SO GEHT'S

Diese Stellung eignet sich perfekt für langen, langsamen, heißen Sex! Sie schmiegt sich an ihn, und wenn beide nach wildem Petting Lust auf mehr haben, öffnet sie die Beine ein wenig, so dass er ein Bein über ihr Bein legen und eindringen kann. Sie können aber auch in der Missionarsstellung beginnen und dann seitwärts rollen, ohne dass sein Penis herausrutscht.

Genießen Sie diese enge und intime Stellung, und schauen Sie einander in die Augen.

◎ WAS HAT SIE DAVON?

Eine tolle Methode, den Orgasmus zu verzögern: Reizen Sie Ihren Partner, indem Sie die Hüften so weit nach hinten schieben, dass sein Penis fast herausrutscht; und stoßen Sie dann gezielt nach vorne! Nur Ihre Fantasie begrenzt den Lustgewinn: Sie können das Becken kreisen lassen, winzige Stoßbewegungen machen, necken, überall streicheln … nichts ist verboten! Solche Stellungen Seite an Seite sind auch ideal, wenn Sie schläfrig sind oder bereits langen, akrobatischen Sex hinter sich haben und als Schlummertrunk nur noch einmal schmusen möchten. Knuddeliger, sanfter Sex ist nach dem üblichen rhythmischen Stoßen eine Abwechslung. Schieben Sie die Hüften nicht zu weit zurück, sonst rutscht er hinaus.

◎ WAS HAT ER DAVON?

Wenn Sie Glück haben, treibt Ihre Partnerin Sie in den Wahnsinn, indem sie mit den Fingern über Ihren Damm streicht, die hochempfindliche Zone zwischen Penis und After. In dieser Stellung können Sie sanft stoßen und den Orgasmus lange hinauszögern. Obwohl Hüftbewegungen etwas eingeschränkt sind, können Sie tief eindringen, und wenn die Partnerin Sie fest umklammert, rutschen Sie nicht hinaus. Sie können an ihren Brüsten und Brustwarzen knabbern und in ihre lüsternen Augen schauen.

Nr. 11

FITNESS-TEST

Kurbeln Sie Ihren Puls an

SO GEHT'S

Zeigen Sie ihm, wie sportlich Sie sind! In dieser Stellung liegen beide auf der Seite und sind einander zugewandt. Sie hebt das obere Bein hoch in die Luft und führt seinen Penis in ihre feuchte Vagina ein. Er gleitet hinein und schlingt das obere Knie um ihr unteres Bein. Beide können mit den Händen empfindsame Stellen streicheln und necken. Wie lange halten Sie durch, bis Ihr Bein müde wird?

◎ WAS HAT SIE DAVON?

»Seite an Seite« ist ideal für langsamen, romantischen Sex. In dieser herrlich intimen Stellung können Sie beide sich zurücklegen und einander in die Augen schauen oder sich eng umarmen und küssen oder einfach stillliegen und die Nähe genießen. Er kann Ihre Brüste küssen und beknabbern, und Sie können dabei zusehen – ein fantastischer erotischer Stimulus!

◎ WAS HAT ER DAVON?

Sie können sanft stoßen und den Orgasmus lange hinauszögern. Die Beweglichkeit Ihrer Hüften ist etwas eingeschränkt, aber Sie können gut eindringen. Sie rutschen auch nicht heraus, weil die Partnerin das Bein um Sie schlingt und Sie festhält, während das Liebesspiel weitergeht.

SCHNÜREN SIE DIE LAUFSCHUHE – DEM SEX ZULIEBE!

Sie müssen keine Spitzensportler sein, um heißen Sex zu haben; aber zwischen Fitness und sexueller Leistung besteht nachweislich ein Zusammenhang! Aerober Sport kurbelt die Hormone an, lindert den Stress, verbrennt Fett, verjüngt den Körper und bringt Energie. Eine Studie der Universität Kalifornien mit unsportlichen Männern in mittlerem Alter belegt, dass Männer, die dreimal in der Woche eine Stunde Sport treiben, häufiger Sex und Orgasmen haben und zufriedener sind!

Da Sex auch Ausdauertraining sein kann, hilft Ihnen aerober Sport wie Gehen, Laufen, Radfahren oder Schwimmen – mindestens dreimal wöchentlich 30 Minuten, im Bett öfter und länger durchzuhalten.

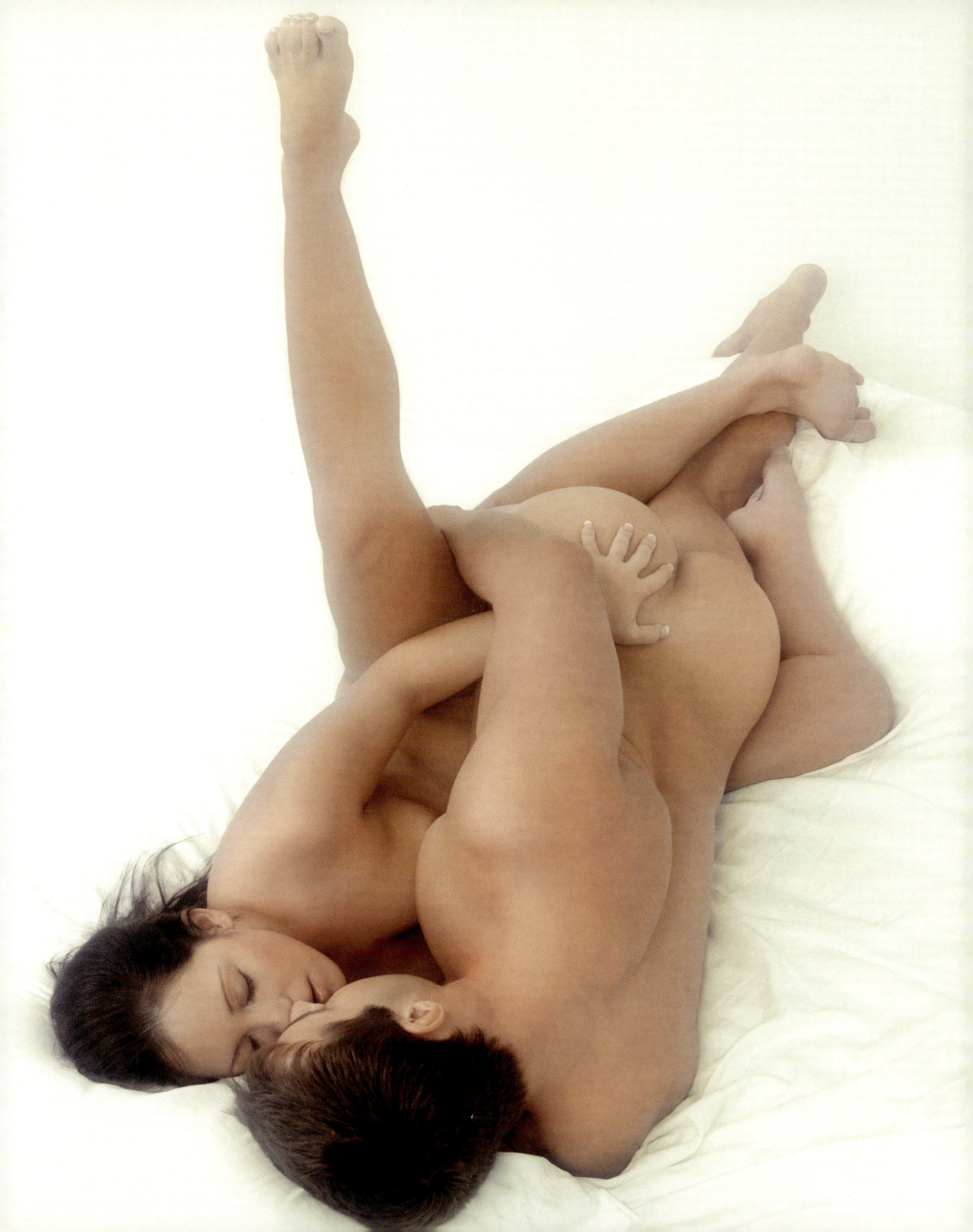

GESCHENKPACKUNG

Die reine Wonne

SO GEHT'S

Er sitzt bequem mit gekreuzten Beinen oder in der Lotosstellung auf dem Bett, sie lässt sich auf seinen Schoß sinken, schlingt die Beine fest um seine Taille und verhakt die Knöchel hinter seinem Rücken. Dann gleitet sie auf seinen erigierten Penis und sinkt langsam nach hinten auf ihre gestreckten Arme.

Übereilen Sie im letzten Teil nichts, sonst können Sie ihm wehtun, oder er rutscht hinaus – oder beides. Wenn Sie es richtig machen, können Sie das kräftige, wenn auch flache Eindringen genießen.

◎ WAS HAT SIE DAVON?

Er lässt Sie in einem betörenden Rhythmus schaukeln! Sie können den Winkel variieren und sich zurücklehnen, bis die Wirbelsäule prickelt. Er kann Sie mit einem Arm festhalten und mit dem anderen Ihre Vorderseite streicheln, auch die Klitoris!

◎ WAS HAT ER DAVON?

Die Partnerin bestimmt den Winkel des Eindringens, Ihnen obliegt das Stoßen. Die Temperatur steigt, wenn Sie die Partnerin kurz vor dem Orgasmus kraftvoll an sich ziehen. Das weckt Ihre animalischen Triebe und macht den Orgasmus für Sie beide lustvoller!

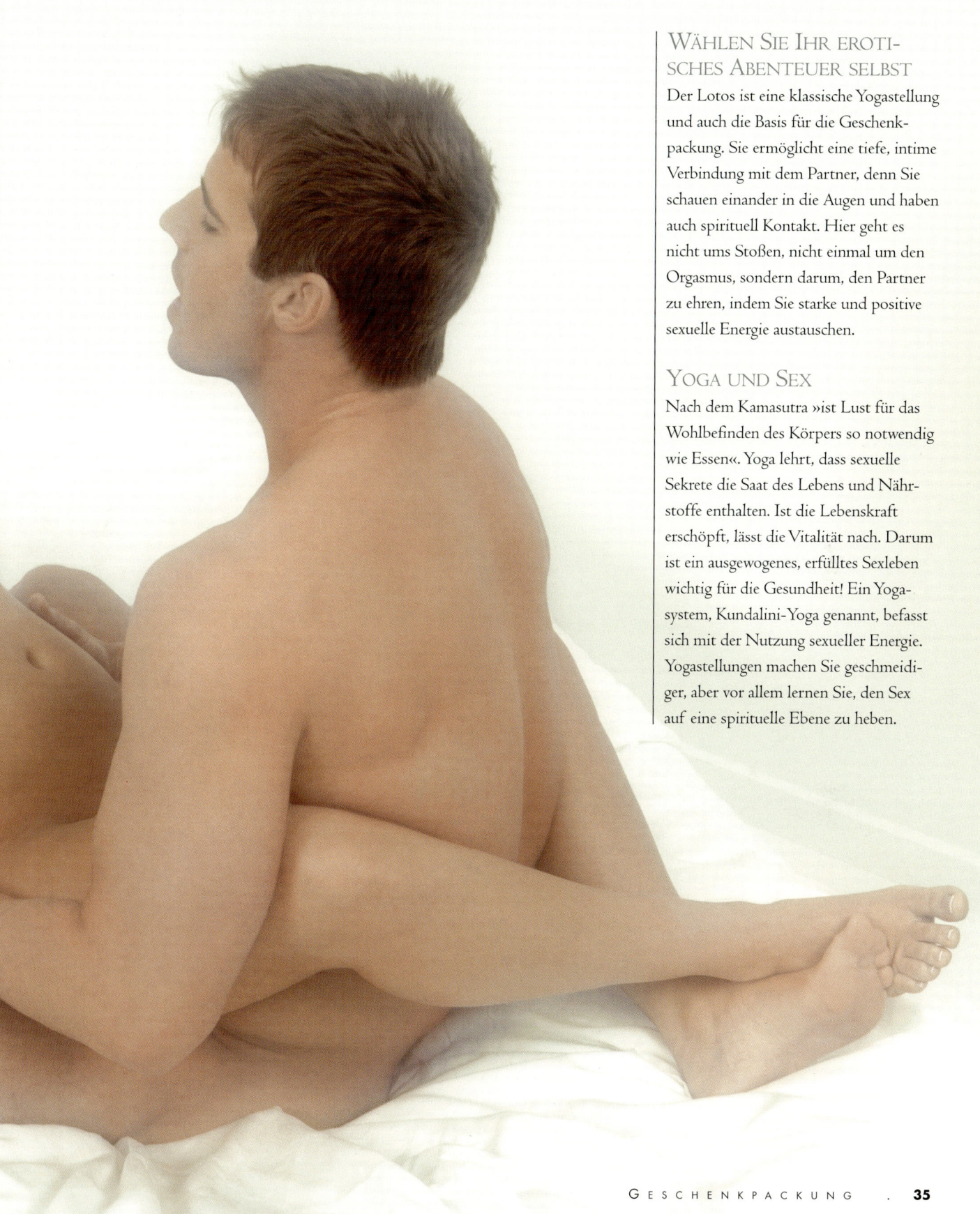

WÄHLEN SIE IHR EROTISCHES ABENTEUER SELBST

Der Lotos ist eine klassische Yogastellung und auch die Basis für die Geschenkpackung. Sie ermöglicht eine tiefe, intime Verbindung mit dem Partner, denn Sie schauen einander in die Augen und haben auch spirituell Kontakt. Hier geht es nicht ums Stoßen, nicht einmal um den Orgasmus, sondern darum, den Partner zu ehren, indem Sie starke und positive sexuelle Energie austauschen.

YOGA UND SEX

Nach dem Kamasutra »ist Lust für das Wohlbefinden des Körpers so notwendig wie Essen«. Yoga lehrt, dass sexuelle Sekrete die Saat des Lebens und Nährstoffe enthalten. Ist die Lebenskraft erschöpft, lässt die Vitalität nach. Darum ist ein ausgewogenes, erfülltes Sexleben wichtig für die Gesundheit! Ein Yogasystem, Kundalini-Yoga genannt, befasst sich mit der Nutzung sexueller Energie. Yogastellungen machen Sie geschmeidiger, aber vor allem lernen Sie, den Sex auf eine spirituelle Ebene zu heben.

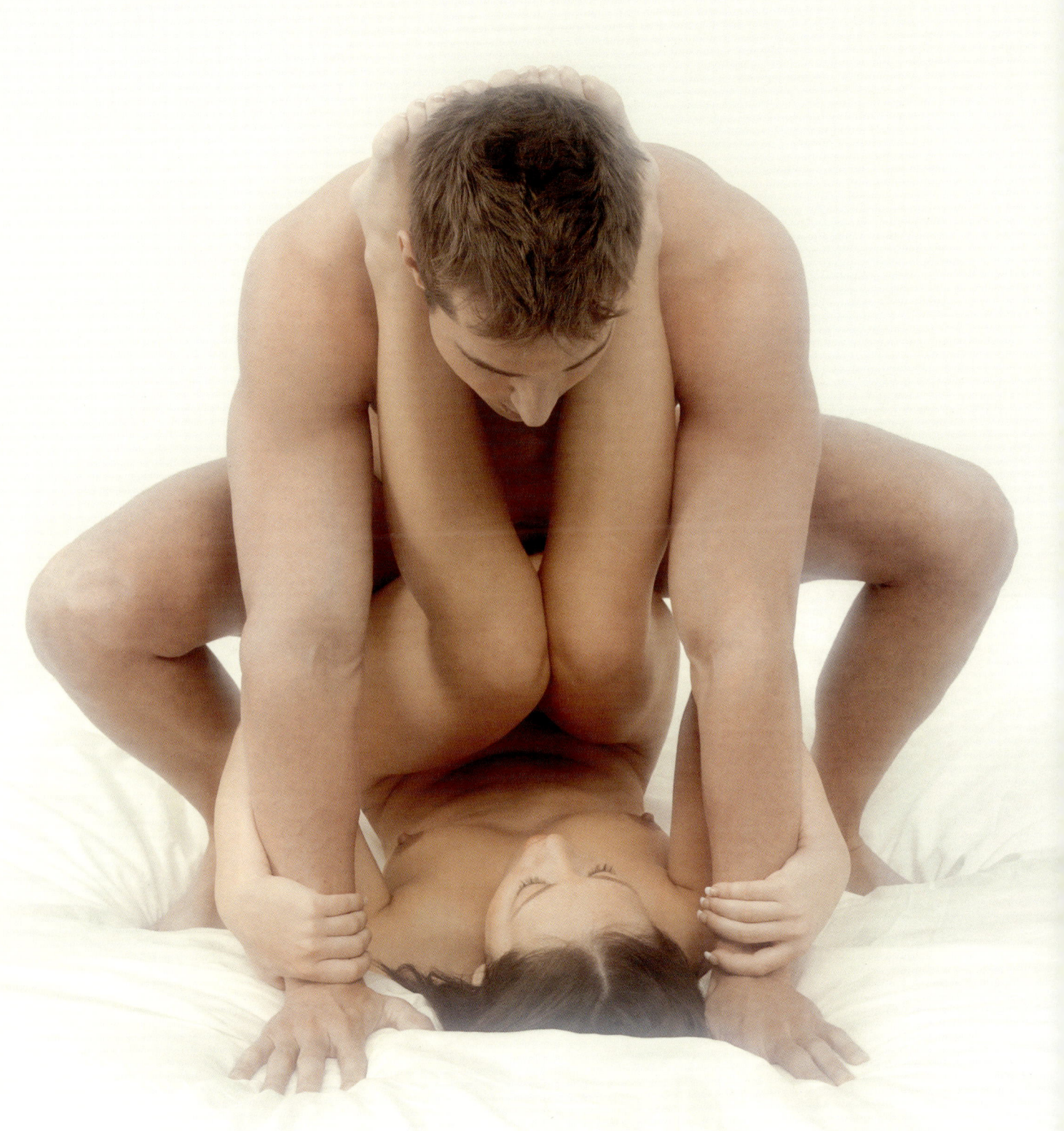

KAUERNDER TIGER

Anschleichen und Angreifen!

SO GEHT'S

Nach einem heißen Vorspiel legt sie sich auf den Rücken, schließt die Beine ziemlich fest und zieht sie an die Brust. Stellen Sie sich eine Dschungelszene vor: Er kauert plötzlich – und behutsam! – über ihr, legt die Hände neben ihrem Kopf aufs Bett und dringt in sie ein. Sie verhakt die Füße in seinem Nacken und hält seine Arme fest, um die Hebelwirkung zu verstärken. Wenn sie den Po hebt, kann er tiefer eindringen (dabei hilft auch ein Kissen unter dem Po), und der Ritt wird wilder und heißer. Sie können schaukeln, aber in dieser innigen Liebesklammer sind Bewegungen meist bewusst und gezielt.

◎ WAS HAT SIE DAVON?

Wenn Sie heißen Sex wünschen – hier ist er! Diese einzigartige Stellung bringt Aufregung und Frische in Ihre sexuelle Routine und ist dennoch intim. Sie verzichten auf heftige Stöße zugunsten des langsamen, intensiven Kontaktes. Sie können einander in die Augen schauen und miteinander reden, um Ihre Bindung zu verstärken. Dank des Penetrationswinkels drückt der Körper des Partners gegen Ihre Vulva. Das kann die Erregung verstärken.

◎ WAS HAT ER DAVON?

Da die Frau hier verletzlich ist, haben Sie in dieser Stellung die Kontrolle. Wenn sie sich dabei wohlfühlt, können Sie Ihre dominanten Fantasien ausleben! Sie können die Partnerin necken, indem Sie ein paar Mal flach und gleich danach tief und kräftig stoßen. Vielleicht folgt sie Ihrer Führung, und Sie beide können ein neues Kapitel in Ihrer sexuellen Beziehung aufschlagen.

Nr. 14

TIEFE EINBLICKE

Ein Augenschmaus für ihn

SO GEHT'S

Ausgangspunkt ist die Missionarsstellung, aber es wird aufregender, wenn er der Partnerin ein Kissen unter den Po schiebt, damit er tiefer eindringt. Ihr Kopf sollte der Bettkante nahe sein. Sobald er stößt, kann sie die Arme heben und die Bettkante packen, um die Hebelwirkung zu verstärken. Die gesamte Bewegung törnt ihn an, und sie wird ein wenig rot im Gesicht, was sie noch kitzliger macht und ihre Erregung verstärkt.

◎ WAS HAT SIE DAVON?

Der Druck seines Beckens verstärkt die Reibung und somit Ihre Lust. Wenn er Sie hochhebt und beim Stoßen Ihren Po hält, kann er sanften Druck ausüben, um die Pobacken auseinander zu ziehen. So entsteht eine ganz neue erogene Zone, die Sie in Ekstase versetzt!

◎ WAS HAT ER DAVON?

Diese Stellung erlaubt ein herrlich tiefes Eindringen, aber nur, wenn Ihr Penis groß oder biegsam ist. Ein Mann mit kleinem oder senkrecht stehendem Penis kann in dieser Stellung wahrscheinlich nicht tief eindringen. In diesem Fall können Sie aber Ihre flachen Stöße in ihrer feuchten und willigen Vagina beobachten. Dieses gemeinsame prickelnde Abenteuer werden Sie so bald nicht vergessen!

VISUELLES ANTÖRNEN

Das Gehirn ist das wichtigste Sexorgan. Es erhält und sendet Botschaften des Verlangens durch die Augen, durch die der erste Funke sexueller Erregung unbewusst geht. Später wird das Auge das Medium für Emotionen und Lust – ein einziger Blick kann Ihren Partner entflammen. Längerer Augenkontakt zwischen zwei Menschen ist ein verlässliches Zeichen für Liebe und Vertrauen. Geweitete Pupillen sind ein Zeichen für Anziehung … Lassen Sie Ihre Augen über den Körper des Partners gleiten und bei seinen Genitalien verweilen – das zeigt eindeutig Ihre Absichten!

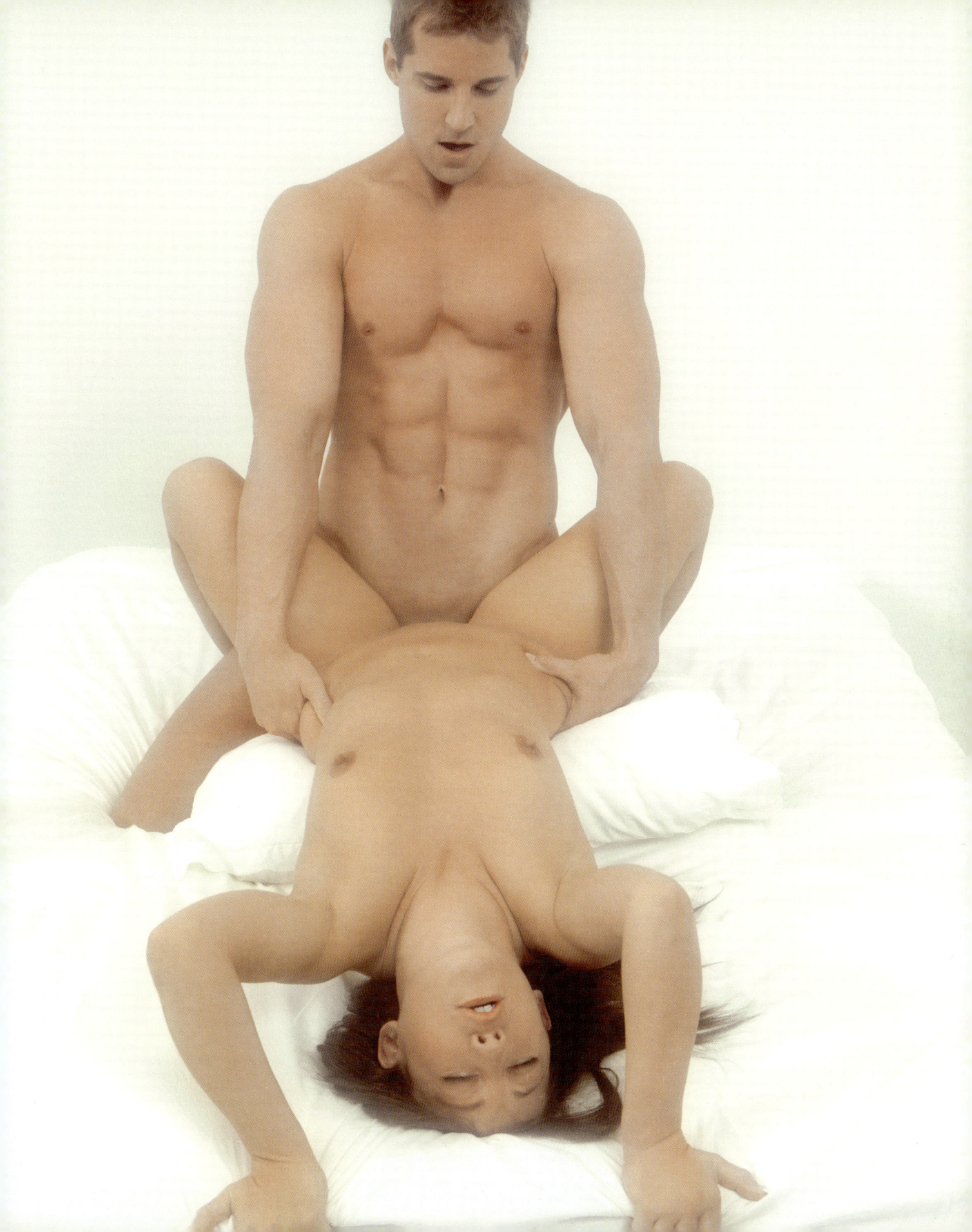

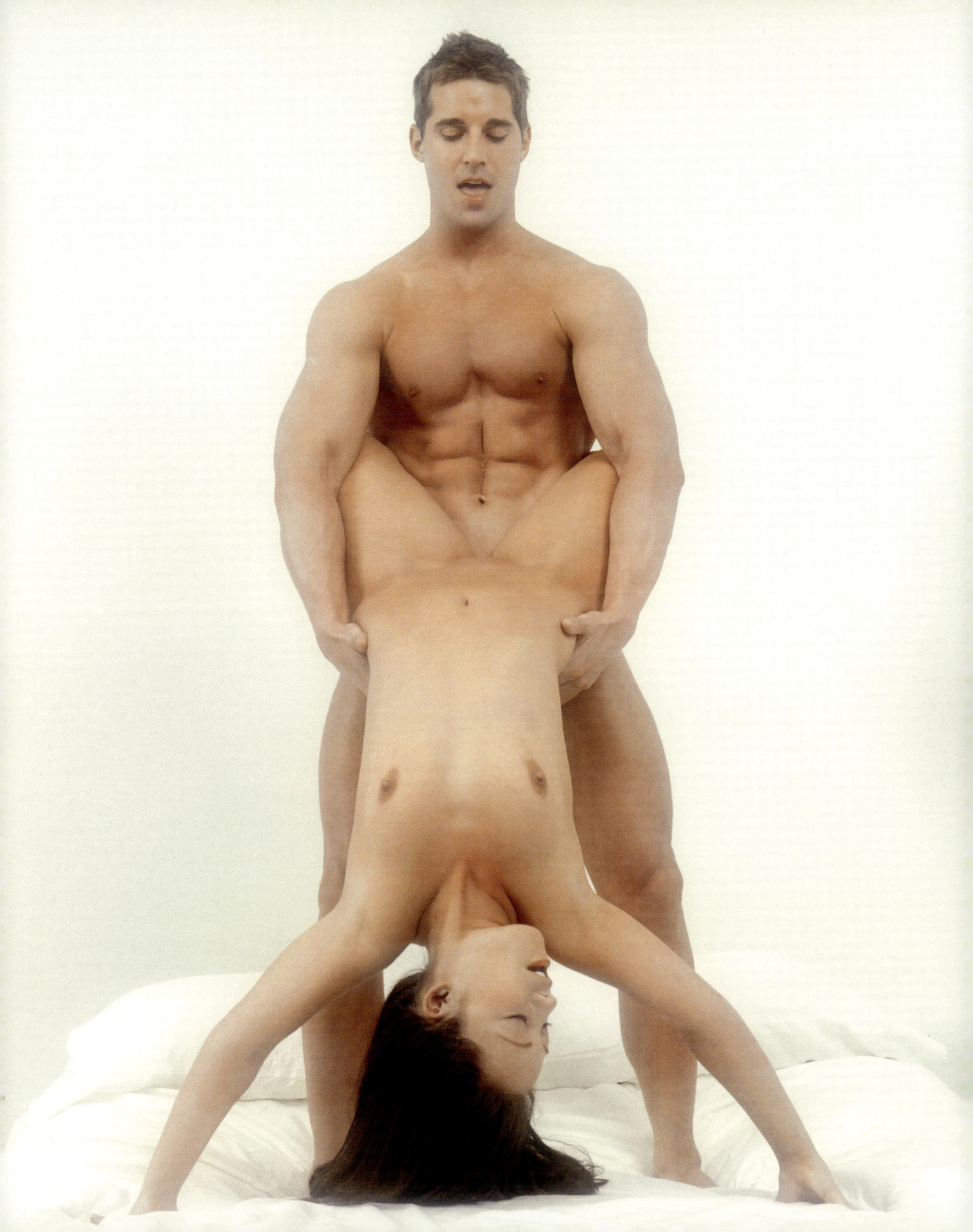

NR. 15

KOPFSTEHENDER KUCHEN

Nichts für schwache Herzen!

SO GEHT'S

Drei Wege führen zu dieser tollen Stellung: **Hart** – Er beginnt in Stellung 14 (Tiefe Einblicke) und setzt ein Bein gebeugt und flach aufs Bett. Dann streckt er das Bein langsam und richtet sich auf, wobei er ihre Taille festhält und versucht, in der Vagina zu bleiben. Sie legt die Hände flach aufs Bett. Wenn er aufrecht steht, befindet sie sich in der Rückenbeuge. **Härter** – Sie liegt mit gebeugten Knien auf dem Bett, führt die Arme nach hinten und legt die Hände neben die Ohren. Dann geht sie ins Hohlkreuz und hebt die Hüften hoch. Er kniet zwischen ihren Beinen, setzt einen Fuß flach aufs Bett und hält sie an der Taille fest, um sie am Kreuz zu stützen. Sobald beide bereit sind, steht er auf und zieht sie mit nach oben. Sie schlingt die Beine fest um seine Taille, und er dringt sanft ein. **Am härtesten** – Wenn Sie beide sehr fit sind, können Sie diese Stellung auch so einnehmen: Er steht aufrecht, hebt sie hoch, nimmt sie in die Arme und dringt ein, während sie die Beine um seinen Rumpf und die Arme um seinen Hals schlingt. Dann lässt sie seinen Hals los, hält sich an seinen Unterarmen fest und lässt sich langsam nach hinten bis in den Handstand sinken.

◎ WAS HAT SIE DAVON?

Diese Stellung zeigt nicht nur Ihre Fitness, sondern auch die Intimität in Ihrer Beziehung. Sie müssen einander vertrauen und sich auf die sexuelle Energie des/der anderen einstimmen. Die Folge kann ein überwältigender Orgasmus sein, weil Blut in den Kopf strömt und der G-Punkt stimuliert wird. Die Mühe lohnt sich also!

◎ WAS HAT ER DAVON?

In dieser Stellung können Sie Ihre Männlichkeit beweisen. Wenn sie nicht stark und geschmeidig genug ist, machen Sie ihr die Idee schmackhaft und besuchen gemeinsam einen Yogakurs! Manchmal ist diese Stellung nach dem Orgasmus einfacher, weil der Penetrationswinkel die Vagina verkürzt und den Penis nach unten drückt.

Nr. 16

Alle rechten Winkel

Reizende Reibung

So geht's

Sie liegt mit gebeugten und gespreizten Beinen auf dem Rücken und beugt die Arme hinter den Schultern. Er kniet zwischen ihren Knien und zieht ihre Hüften hinauf an sein Becken. Sie schiebt das Becken nach oben und stützt dabei den angehobenen Rücken mit den Händen ab. Noch erotischer wird es, wenn ihre Schultern an der Bettkante liegen und sie den Kopf nach hinten wirft – das kitzelt, und das Blut rauscht in den Ohren!

◎ Was hat sie davon?

Wenn Sie sich gemeinsam rhythmisch bewegen, erzeugen Sie Reibung, die Ihre Klitoris wärmt. Deshalb ist diese Stellung für Sie wahrscheinlich lustvoller als für ihn. Obwohl sie anstrengend sein kann, lohnt sich die Mühe, weil sein Penis Ihren G-Punkt massiert – ein doppeltes Vergnügen!

Als ob das nicht genug wäre, können Sie sich in dieser Stellung auch selbst streicheln und die Tiefe und Kraft des Eindringens mitbestimmen, indem Sie sich an ihn pressen oder sich etwas zurückziehen.

◎ Was hat er davon?

Die Aussichten sind rosig! Und wenn sie anfängt, sich selbst zu befummeln, drehen Sie wahrscheinlich durch. Um den Druck auf die Hoden zu lindern, sollten Sie die Beine spreizen.

Ist die Grösse wichtig?

Nach einer informellen Studie der Herausgeber von *Cosmopolitan* und *Men's Health* aus dem Jahr 2006 sind Frauen sehr viel stärker an der Stoß- und Oraltechnik ihres Partners interessiert als an der Länge oder Dicke seines Penis. 64 Prozent der Befragten erklärten, der ideale Penis sei »so groß wie eine D-Batterie«. Die Moral von der Geschichte? Wichtig ist nicht, was Sie haben, sondern wie Sie es benutzen.

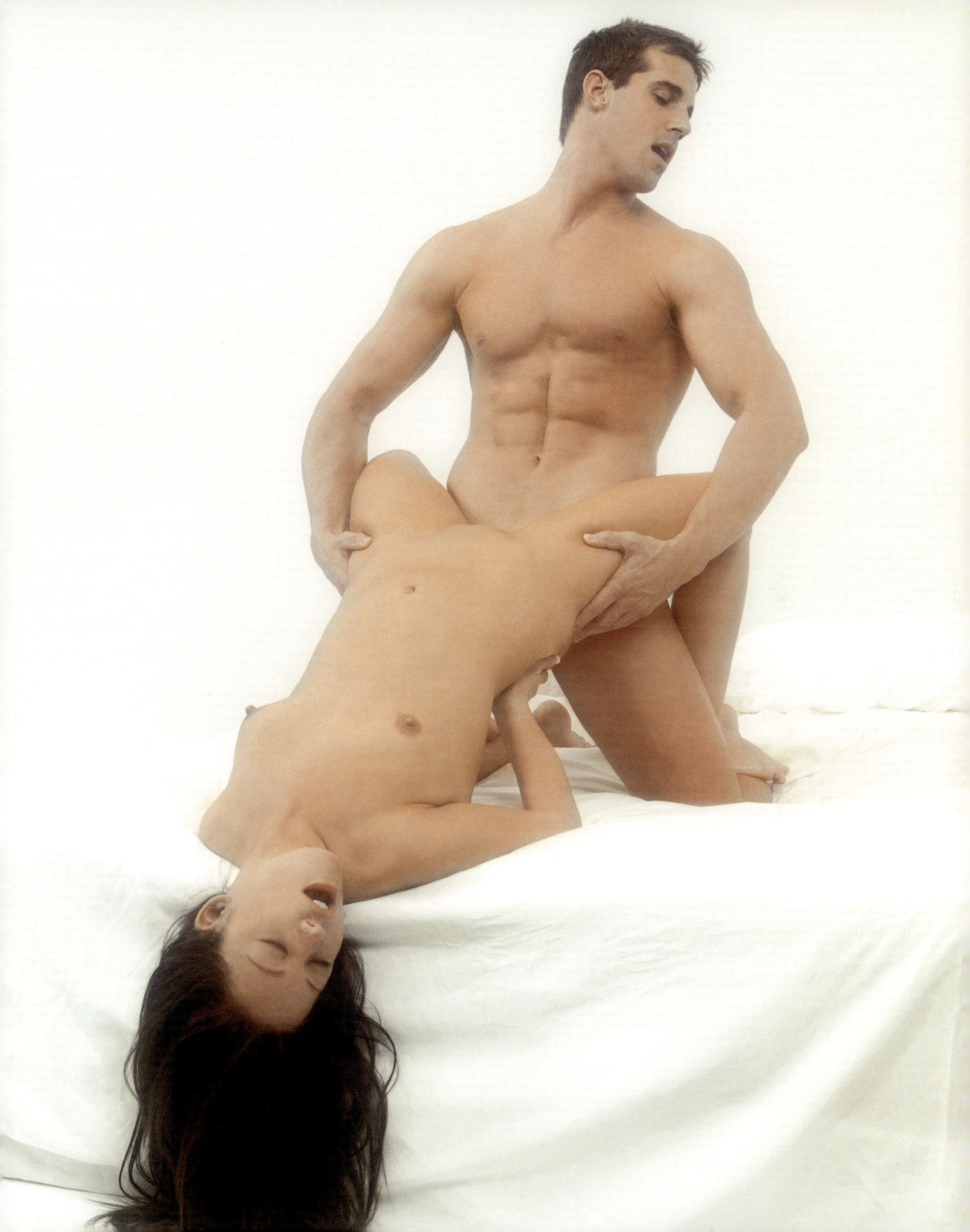

HECKSTEUERMANN

Auf Hochtouren und tatendurstig!

SO GEHT'S

Er sitzt mit engen Knien auf den Unterschenkeln. Sie schmiegt sich kniend an ihn und reibt seine Genitalien mit dem Po, um ihn heiß zu machen. Wenn beide bereit sind, rutscht sie auf ihn. Dies ist eine großartige Stellung für einen Quickie oder wenn Sie beim Eindringen von hinten mehr Nähe wünschen.

◎ WAS HAT SIE DAVON?

Er sitzt vielleicht am Steuer, aber Sie haben die Schlüssel für diesen tollen Schlitten! Dies kann eine erholsame Stellung sein, und Sie können Tempo und Tenor des Liebesspiels steuern und sich schnell oder langsam bewegen. Kreisen, stoßen oder wippen Sie mit dem Becken. Der G-Punkt wird hier ordentlich stimuliert. Wenn Sie die Beine weit spreizen, kann er noch tiefer eindringen. Kurz vor dem Orgasmus können Sie nach hinten greifen, seinen Rücken packen und sich fest an ihn pressen.

◎ WAS HAT ER DAVON?

Sie können ihren Körper ungehindert streicheln und den Brüsten besondere Aufmerksamkeit widmen. Wenn Sie sich ihren Bewegungen anpassen, können Rhythmus und Reibung Sie beide auf den Gipfel katapultieren! Am bequemsten ist diese Stellung, wenn Sie Kissen unter die Knie schieben, vor allem wenn Sie in dieser Stellung aus dem Schlafzimmer zur Treppe rutschen wollen!

BRUST-KNIGGE

Noch ein guter Rat, Jungs: Beißt nicht in die Brüste und dreht daran nicht wie am Radio. Behandelt sie wie weiche Eistüten. Nehmt euch Zeit, küsst, streichelt und leckt beide Brüste. Und denkt daran: Was ihre Brüste anbelangt, sind Frauen so empfindlich wie Männer mit der Größe ihres besten Stücks. Lobt also die Schönheit, nicht die Größe.

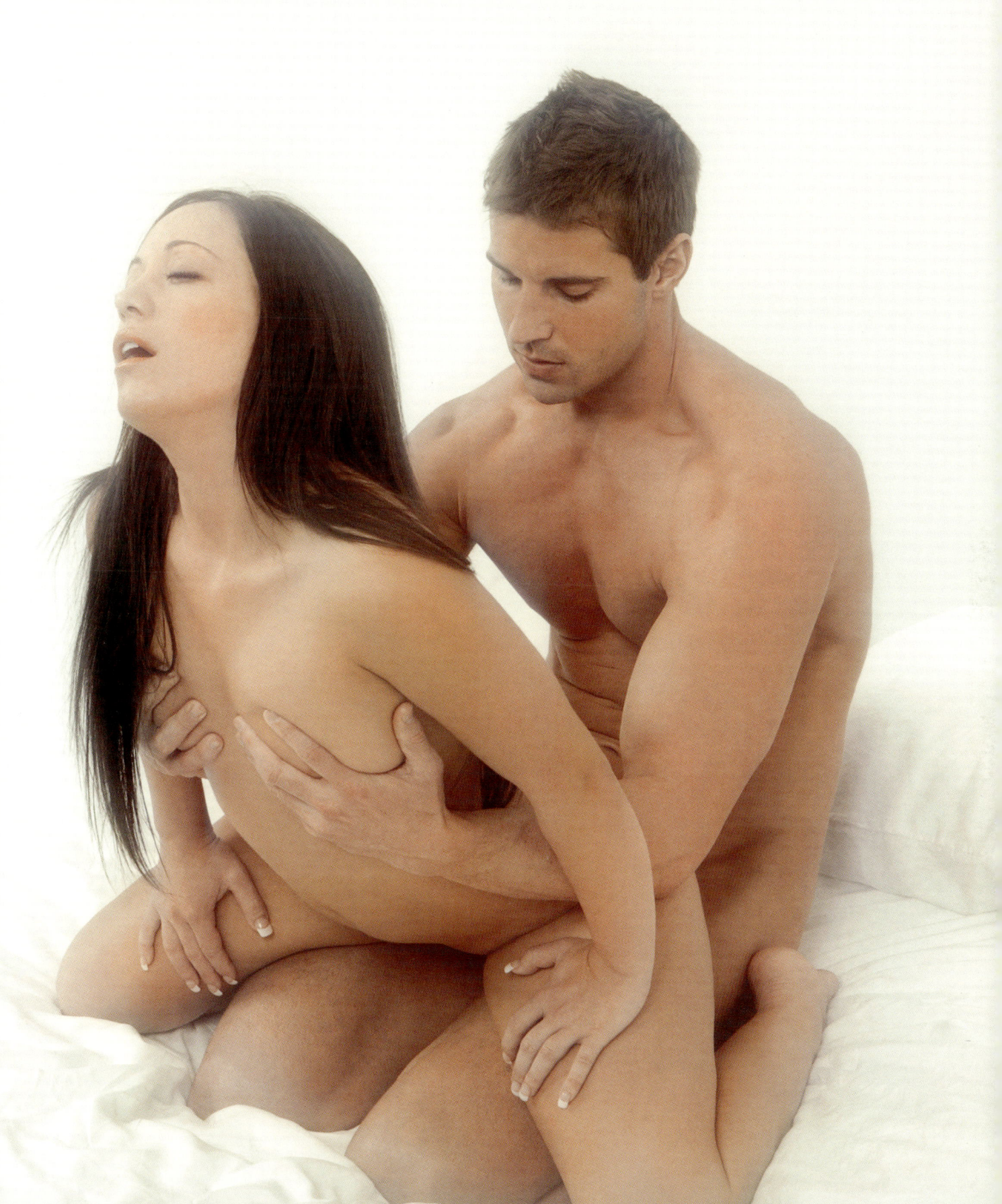

Nr. 18

LUSTVOLLE RÜCKENLAGE

Reite ihn, Cowgirl!

So geht's

Sie kann ihre Geschmeidigkeit beweisen und aus Stellung 8
(Ein Stück Himmel, Seite 27) in diese wechseln, indem
sie sich nach hinten beugt und ihre Knöchel packt. Er
hält sie weiter an der Taille fest und steuert die
Bewegungen, die ziemlich heftig sein können!

◎ Was hat sie davon?

Sie sind gerne dominant? Dann ist dies
die perfekte Stellung, um Macht aus-
zuüben! Sie steuern Tiefe, Intensität und
Penetrationswinkel, und er unterwirft
sich allen Ihren Wünschen. Langsame,
bewusste Bewegungen sind am besten,
und Beckenkreisen macht ihn verrückt.
Bei tiefem Eindringen massiert er Ihren
G-Punkt, und wenn Sie eine Hand
freimachen können, profitiert auch
die Klitoris von gezieltem Druck!

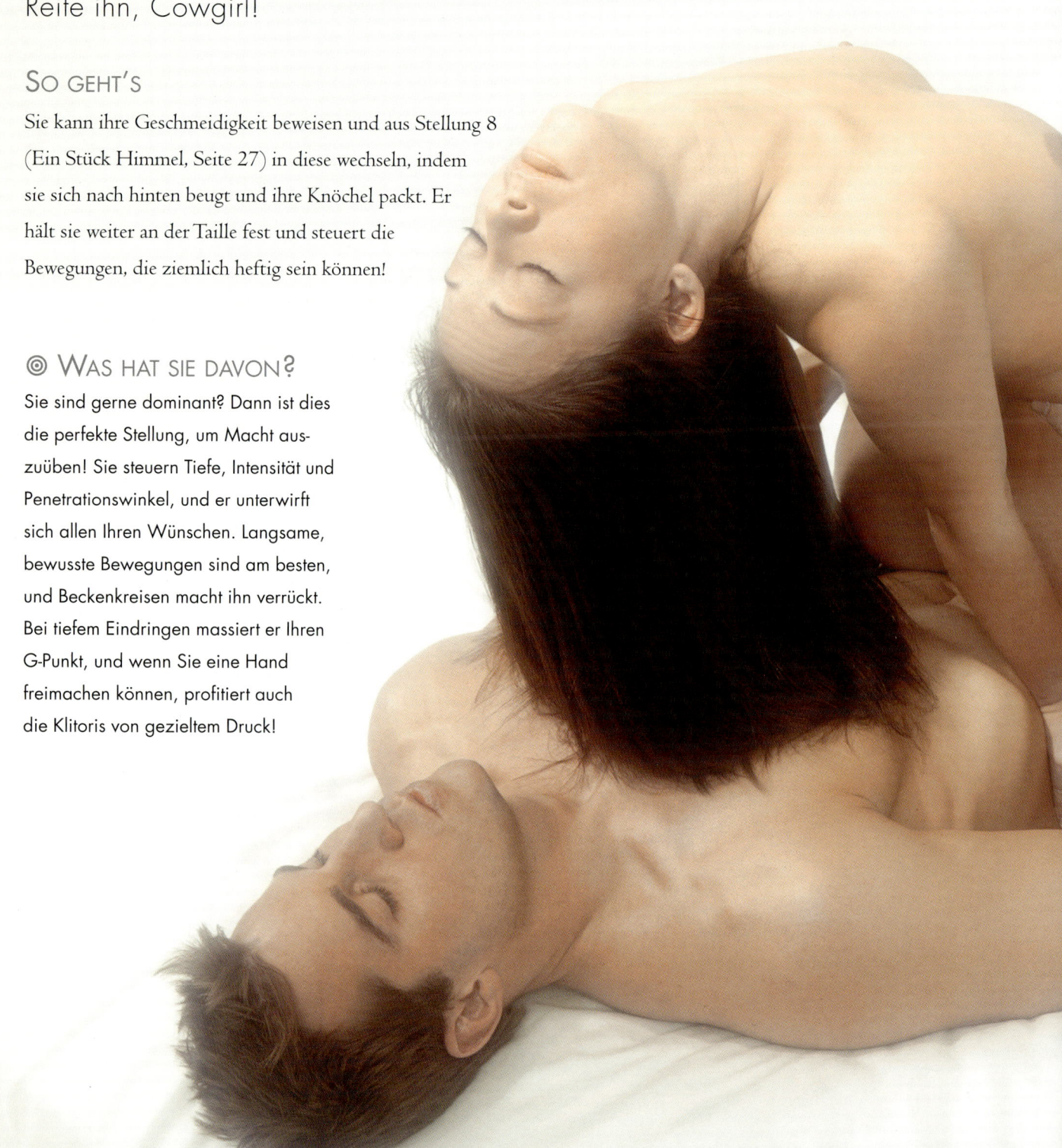

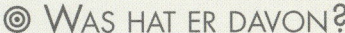

◎ WAS HAT ER DAVON?

Sie können entspannt liegen, während sie das Tempo bestimmt! Und da Sie ihr Gesicht nicht sehen, dürfen Sie Ihrer Fantasie freien Lauf lassen. Vielleicht reden Sie mit ihr, als wäre sie eine Fremde. Solche »schmutzigen« Gespräche können die Hitze im Schlafzimmer jäh steigern! Sie können ihren Körper vorne streicheln, mit ihrem Po spielen oder ihre süße Stelle liebkosen. Da der Penis hier nach unten gebogen wird, müssen Sie darauf achten, sich nicht wehzutun, wenn Sie ihn herausziehen.

»SAG WAS SCHMUTZIGES!«

Kaum etwas ist verführerischer als erotische Worte; sie können das Liebesleben reizvoller und kreativer machen, die Partner enger aneinander binden und die Kommunikation im Schlafzimmer in Gang bringen. Die einzige Grenze ist Ihre Fantasie!

Ein Paar berichtet, was geschah, als die beiden beim Sex gesprächiger wurden: »Wir redeten erotischer – nicht das ›Fick mich, fick mich!‹ der Pornofilme, sondern eher: ›Es ist toll, wie du mich bläst/leckst.‹ Oder: ›Dreh dich um, ich mag es von hinten!‹ Oder: ›Steck die Zunge in mich rein!‹ Jetzt fahren wir total darauf ab.«

Nr. 19

SINNLICHES SITZEN

Ein lustvoller Lap Dance

SO GEHT'S

Er sitzt auf dem Bett und lehnt sich an die Wand oder an das Kopfteil. Sie ist ihm zugewandt, lässt sich auf seinen Penis sinken, beugt sich zurück und stützt sich dabei mit den Händen auf dem Bett oder auf seinen Unterschenkeln ab. Mit seiner Hilfe hebt sie ihre sexy Beine nacheinander auf seine Schultern. In dieser Stellung ist die Bewegungsfreiheit wahrscheinlich begrenzt. Er hält sie am Rücken fest, und beide schaukeln synchron. Wenn sie besonders ausgelassen sind, zügeln sie sich und reizen seinen Liebesmuskel, bis sie es nicht mehr aushalten.

◎ WAS HAT SIE DAVON?

Wenn Sie Intimität schätzen, gibt Ihnen diese Stellung reichlich Gelegenheit für Abwechslung: Anstatt sich zurück-zulehnen, schlingen Sie die Arme um seine starken Arme, bis Sie nah genug sind, um ihn leidenschaftlich küssen und berühren zu können. Dabei bewe-gen Sie sich langsam und sinnlich, und er kann Ihre süße Stelle streicheln. Da er tief eindringt, steigt die Chance auf einen vaginalen oder klitoralen Orgasmus.

◎ WAS HAT ER DAVON?

Sie können diese höchst erotische Stellung genießen, vor allem wenn die Partnerin ihren Körper bewusst zur Schau stellt. Dieser visuelle Lecker-bissen macht Sie schnell heiß! Zudem haben Sie freie Sicht auf ihre hüpfen-den Brüste und Ihren stoßenden Penis – beides macht jeden heißblütigen Mann scharf! Ein paar anzügliche Bemerkun-gen können die Erregung steigern und Ihre wildesten Fantasien anheizen.

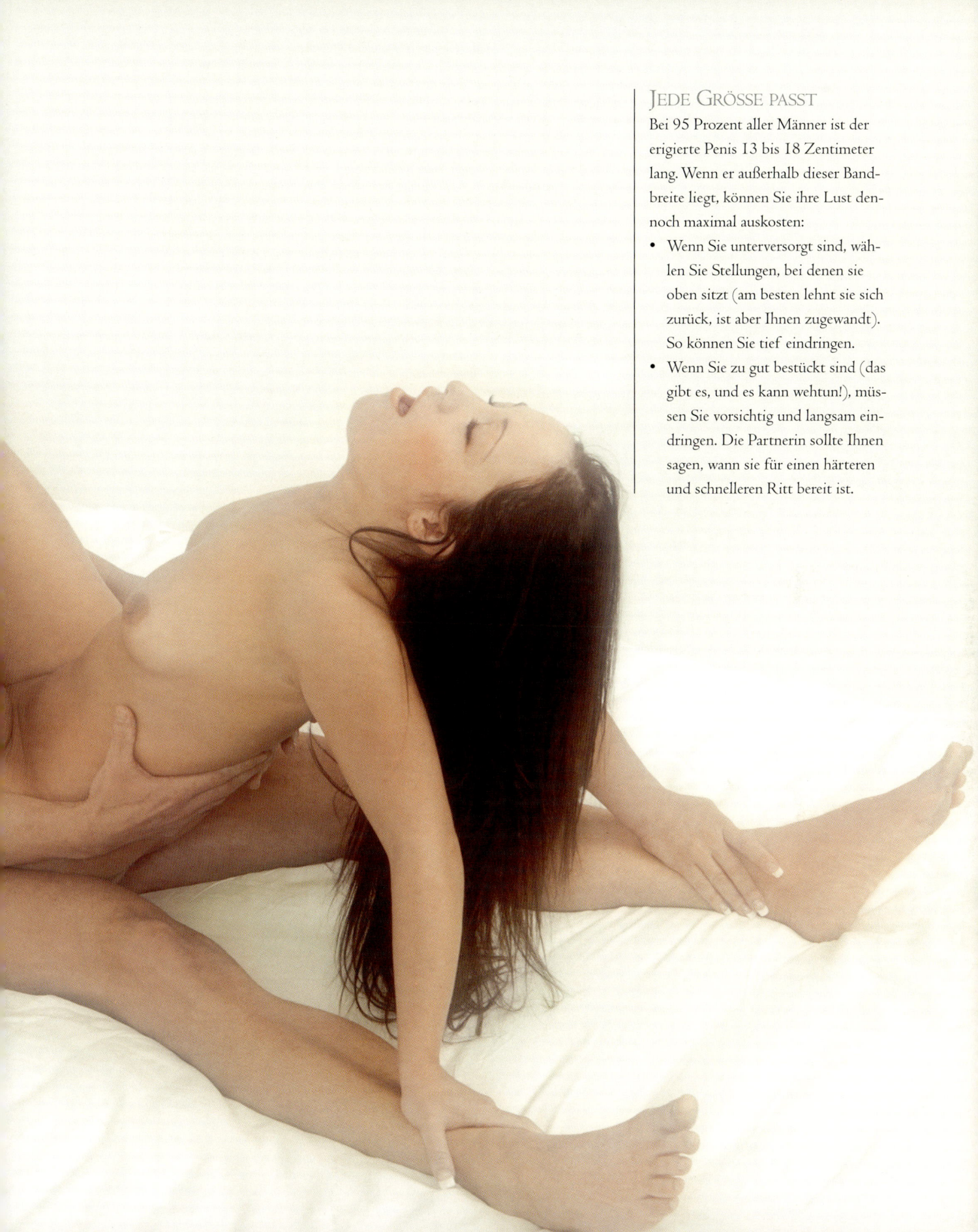

JEDE GRÖSSE PASST

Bei 95 Prozent aller Männer ist der erigierte Penis 13 bis 18 Zentimeter lang. Wenn er außerhalb dieser Bandbreite liegt, können Sie ihre Lust dennoch maximal auskosten:

- Wenn Sie unterversorgt sind, wählen Sie Stellungen, bei denen sie oben sitzt (am besten lehnt sie sich zurück, ist aber Ihnen zugewandt). So können Sie tief eindringen.

- Wenn Sie zu gut bestückt sind (das gibt es, und es kann wehtun!), müssen Sie vorsichtig und langsam eindringen. Die Partnerin sollte Ihnen sagen, wann sie für einen härteren und schnelleren Ritt bereit ist.

Nr. 20

HOHE HACKEN

Blut schießt in den Kopf …

SO GEHT'S

Sie liegt auf dem Rücken und geht in den Schulterstand, so dass nur noch der obere Rücken und die Schultern das Bett berühren. Er kniet nah bei ihr und dringt ein, während sie die Beine an seinen Rumpf legt. Hierfür ist etwas Zusammenarbeit erforderlich; aber wenn Sie die Stellung im Griff haben, steht Ihnen ein heißer Ritt bevor!

◎ WAS HAT SIE DAVON?

Sie müssen sehr geschmeidig sein, um diese Stellung länger durchzuhalten (sie ist übrigens ein gutes Training für den Bauch!). Aber es gibt auch glückselige Momente. Wenn Sie die Beine hochheben, kann er tiefer eindringen, und sein Penis stimuliert alle empfindlichen Stellen im hinteren Teil Ihrer Vagina. Und das Blut, das Ihnen beim Orgasmus in den Kopf schießt, vergrößert noch die Lust. Sie werden außer sich sein!

◎ WAS HAT ER DAVON?

Wer diesen Anblick nicht genießt, muss blind sein! (Wenn sie sexy Strümpfe und hochhackige Schuhe trägt, drehen Sie durch!) Da hier ein wenig bewusste Bewegung notwendig ist, wird sie diese Stellung vermutlich nicht oft einnehmen – umso heißer werden Sie beim Anblick ihres gestreckten Körpers. Das tiefe Eindringen sorgt dafür, dass jeder Zentimeter Ihres Penis stimuliert wird.

NÜTZLICHER UNTERRICHT

Viele finden es äußerst erregend, wenn sie dem Partner beim Masturbieren zusehen. Außerdem kann es sehr lehrreich sein zu erfahren, wie der Partner den Orgasmus allein erreicht; denn dies ist auch für Sie die beste Methode, ihn zu berühren. Masturbation mit dem Partner beseitigt Hemmungen und bringt Sie einander noch näher.

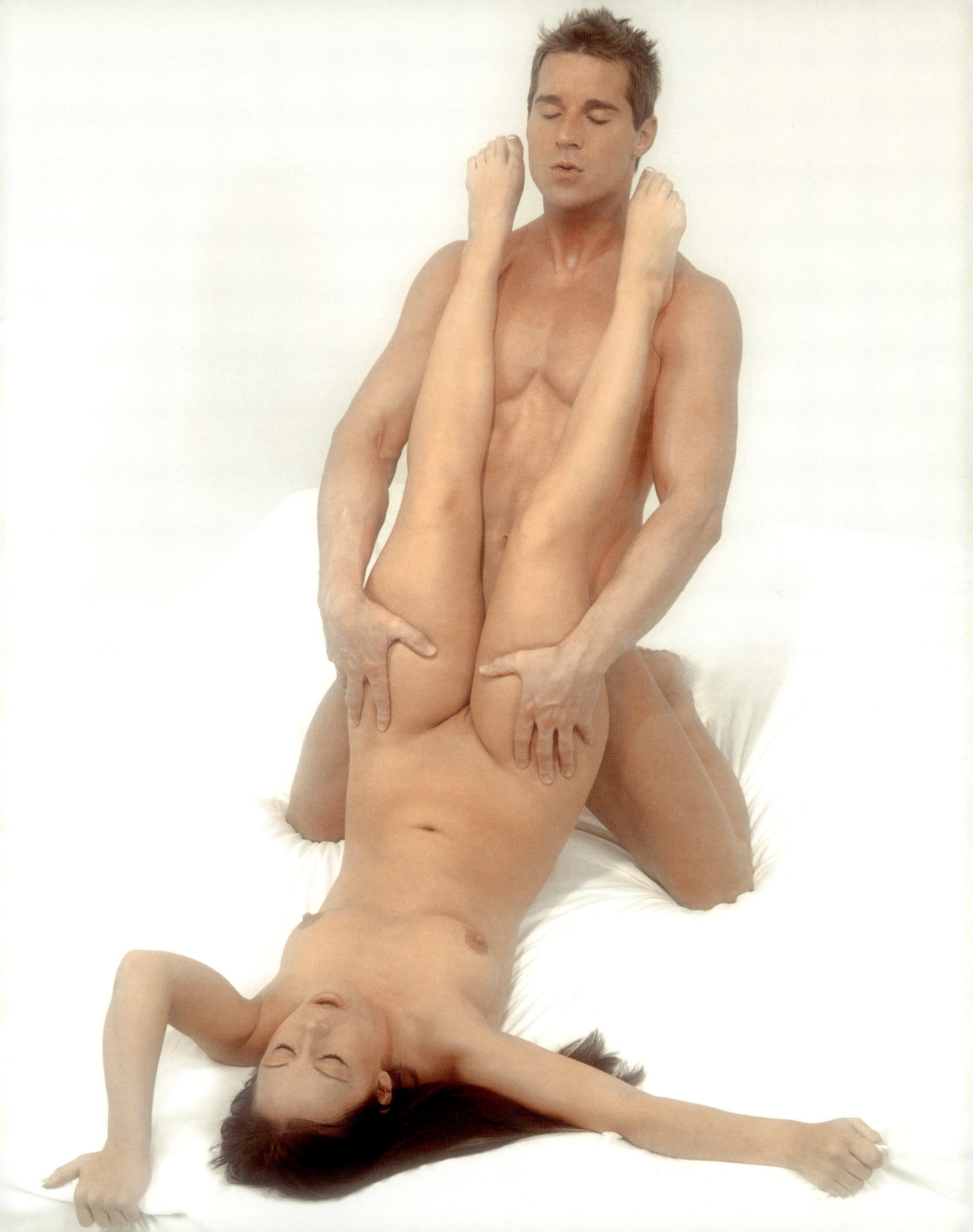

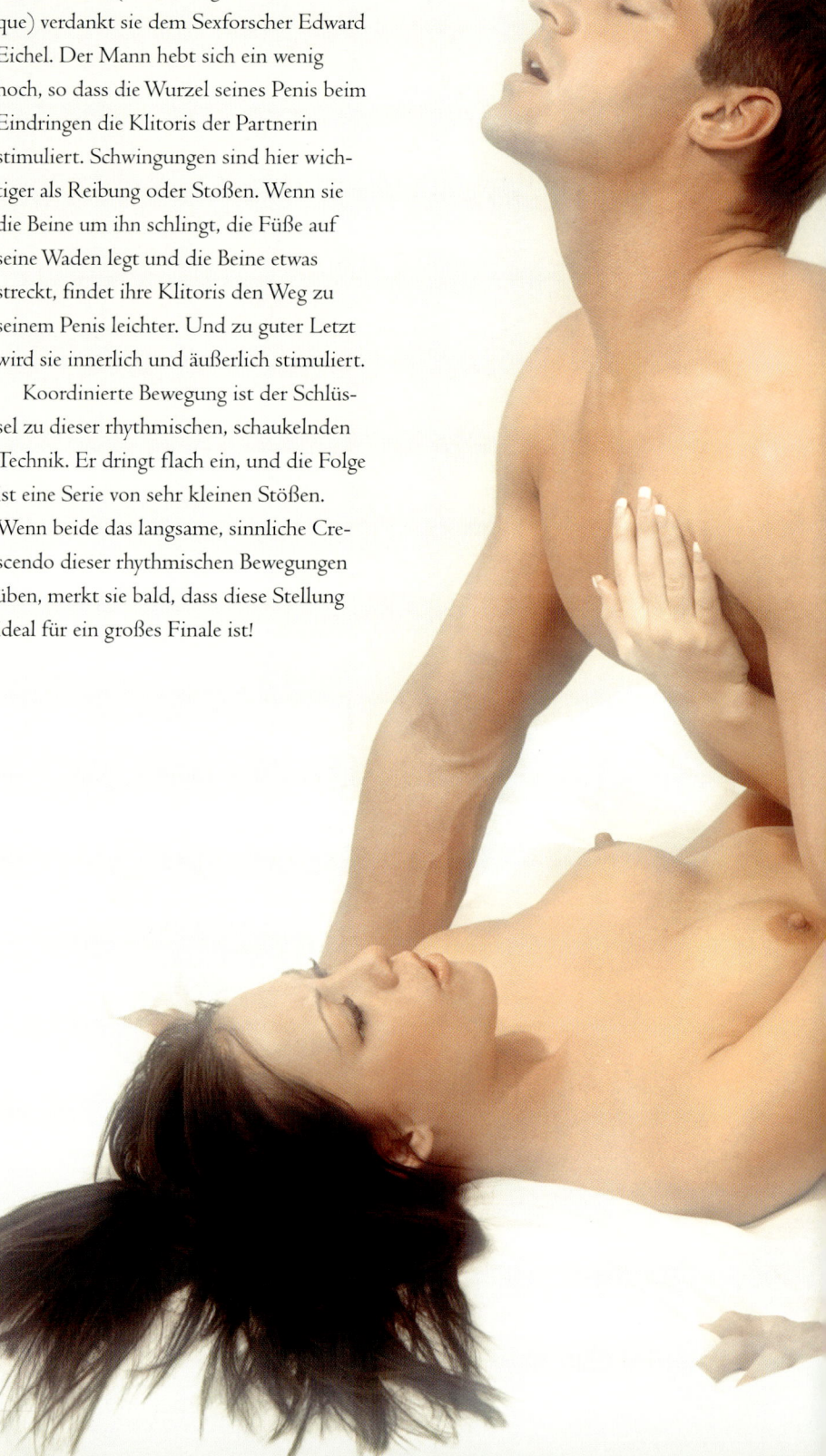

◎ WAS HAT SIE DAVON?

Endlich lohnen sich Ihre Kegel-Übungen! Enge Beine und mehr genitaler Kontakt bewirken, dass der Druck seines Beckens und der Penetrationswinkel jedes Mal, wenn er stößt, Ihre Klitoris und die empfindlichen Nervenenden im äußeren Bereich der Vagina stimulieren. Dies ist eine vorzügliche Stellung, wenn Sie bereits einen Orgasmus hatten, denn Ihr Partner wird wahrscheinlich nicht lange durchhalten!

◎ WAS HAT ER DAVON?

Der feste, warme Griff um Ihren Penis bringt Sie in Rekordzeit zur Ekstase.

KATZEN IM SACK

Dies ist eine intime und sensationelle Variante der Missionarsstellung! Ihren Namen CAT (Coital Alignment Technique) verdankt sie dem Sexforscher Edward Eichel. Der Mann hebt sich ein wenig hoch, so dass die Wurzel seines Penis beim Eindringen die Klitoris der Partnerin stimuliert. Schwingungen sind hier wichtiger als Reibung oder Stoßen. Wenn sie die Beine um ihn schlingt, die Füße auf seine Waden legt und die Beine etwas streckt, findet ihre Klitoris den Weg zu seinem Penis leichter. Und zu guter Letzt wird sie innerlich und äußerlich stimuliert.

Koordinierte Bewegung ist der Schlüssel zu dieser rhythmischen, schaukelnden Technik. Er dringt flach ein, und die Folge ist eine Serie von sehr kleinen Stößen. Wenn beide das langsame, sinnliche Crescendo dieser rhythmischen Bewegungen üben, merkt sie bald, dass diese Stellung ideal für ein großes Finale ist!

ENTZÜCKENDES DRÜCKEN

Beine schließen und genießen

SO GEHT'S

Dies ist eine Abwandlung der Missionarsstellung. Sobald er eingedrungen ist, presst sie die Beine fest zusammen, so dass ihre Beine und sein Penis ein Sandwich werden. Die Folge ist eine köstliche Reibung bei jedem Stoß.

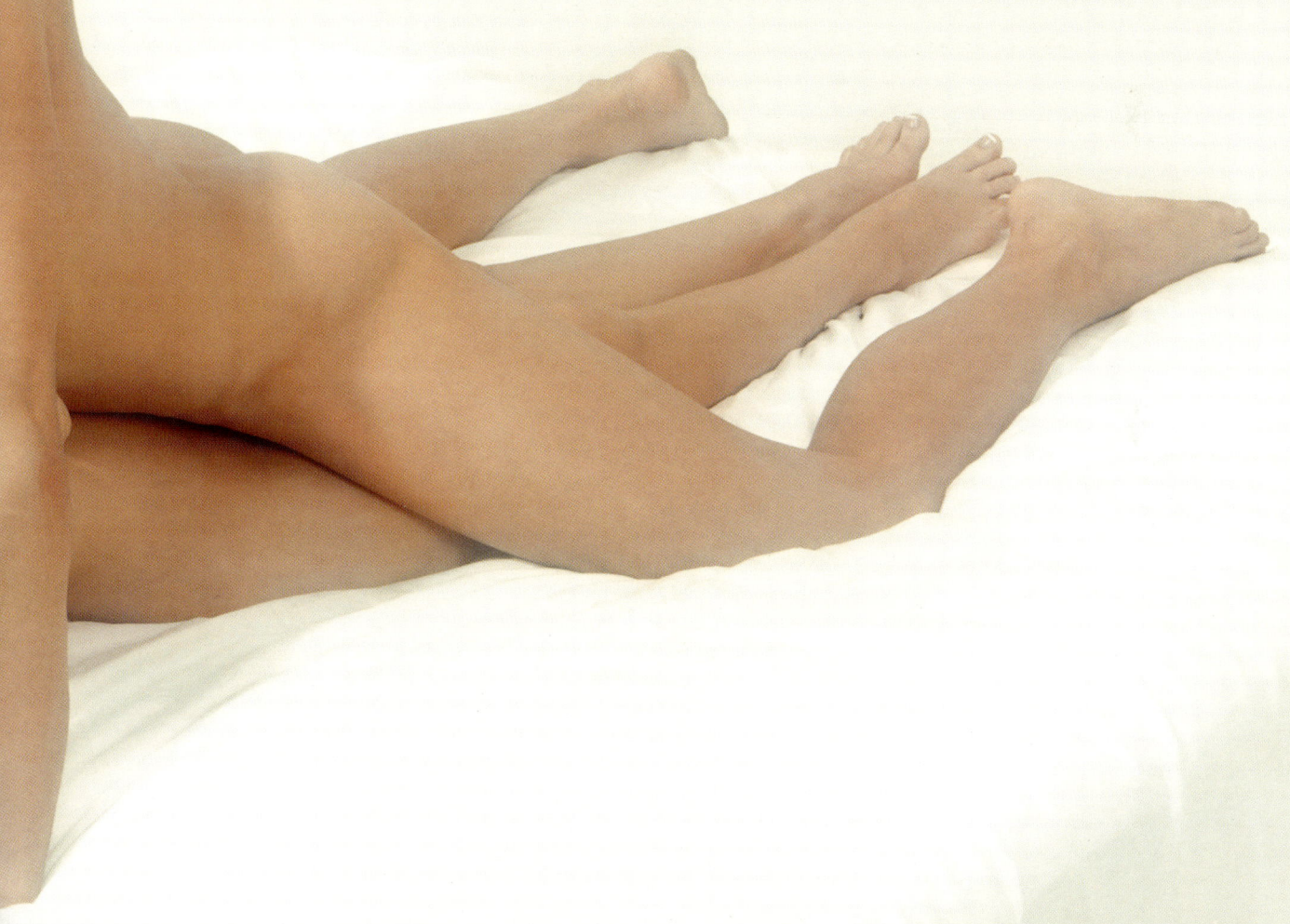

LÖFFELBIEGEN

Ein wenig verdreht

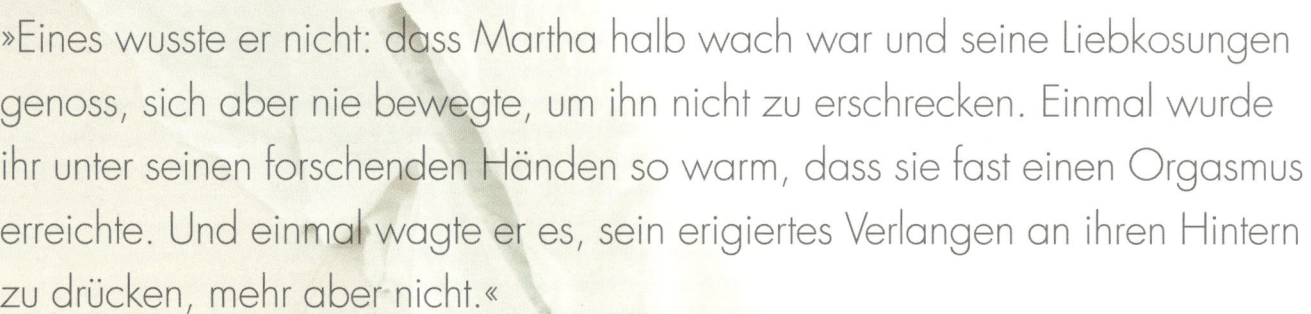

SO GEHT'S

Beide nehmen die traditionelle Löffelstellung
ein und liegen mit gebeugten Knien
auf der Seite; sie schmiegt den Rücken
an seine Vorderseite, öffnet die Beine leicht
und schiebt die Vagina vor seinen Penis,
damit er mühelos von hinten eindringen kann.
Um die Löffelbiegung zu vollenden, verdreht
sie den Oberkörper.

»Eines wusste er nicht: dass Martha halb wach war und seine Liebkosungen genoss, sich aber nie bewegte, um ihn nicht zu erschrecken. Einmal wurde ihr unter seinen forschenden Händen so warm, dass sie fast einen Orgasmus erreichte. Und einmal wagte er es, sein erigiertes Verlangen an ihren Hintern zu drücken, mehr aber nicht.«

Aus »Pierre«, *Das Delta der Venus*, von Anais Nin

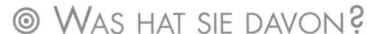

◎ WAS HAT SIE DAVON?

Vollständiger Körperkontakt erlaubt überaus intimen, sanften Sex. Wenn Sie nach einem heißen Liebesspiel etwas müde sind, bietet diese Stellung süße Entspannung. Das Eindringen ist flach, so dass er ziemlich lange durchhalten sollte. Wenn Sie sich drehen, können Sie ihm in die Augen schauen, und er kann Ihre Brüste und Ihre Klitoris leichter erreichen.

◎ WAS HAT ER DAVON?

Bevor Sie das warme, feuchte Gefühl in ihr genießen, können Sie den Penis zwischen ihren Pobacken hin und her schieben, um sie zu necken und in Stimmung zu kommen. So simulieren Sie das Eindringen und bekommen Lust auf mehr. Wenn Sie drin sind, können Sie in dieser Stellung ihre Brüste streicheln, an ihrem Hals knabbern, verführerische Worte in ihr Ohr flüstern ... Das alles festigt die Liebe und die Bindung. Wenn sie sich dreht, können Sie ihre Nippel beknabbern und necken wie auch den Anblick ihres gestreckten Körpers genießen.

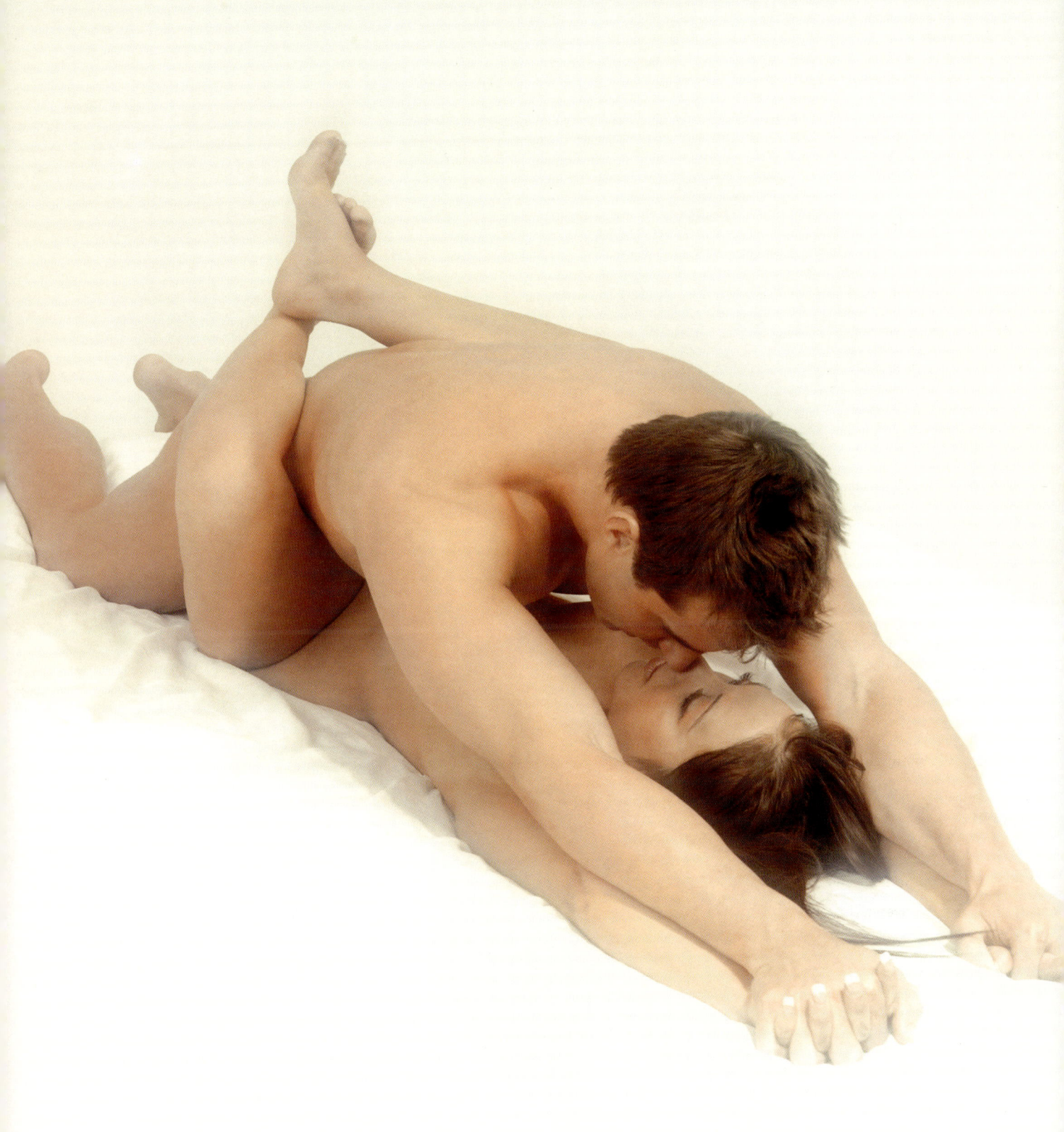

Nr. 23

MACHTSPIEL

Was soll das werden?

SO GEHT'S

Dies ist eine höchst erotische Variante der Missionarsstellung. Er legt sich wie üblich auf sie, zieht ihr jedoch die Arme über den Kopf und drückt entweder ihre Handgelenke zusammen oder presst ihre Arme leicht aufs Bett. Sie schlingt die Beine um seinen Rücken, um seinen Stößen entgegenzukommen und so die Empfindungen zu steigern.

◎ WAS HAT SIE DAVON?

Wenn Sie schon immer daran gedacht haben, solche Spiele in ihr Schlafzimmer-Repertoire aufzunehmen, sind Sie am Ziel! Dies ist die perfekte Vorspeise zu sanften Fesselspielen. Er dominiert, und das macht Sie scharf. Natürlich tut er Ihnen nicht weh, aber das Gefühl, hilflos zu sein, könnte verborgene Fantasien wecken. Erforschen Sie Ihre Wünsche mit schmutzigen Worten! Und denken Sie daran, dass auch Sie eine gewisse Macht ausüben, weil Sie ihn mit den Beinen umschlingen. Noch heißer wird es, wenn Sie seinen Po kräftig an sich ziehen.

◎ WAS HAT ER DAVON?

Den Kitzel der Macht! Als Sexpartner sollten Sie einander so vertrauen, dass Sie auch ungewöhnliche Wege zur Erfüllung erforschen.

EINFÜHRUNG IN FESSELSPIELE

Wenn Sie Grundkenntnisse in sanften Fesselspielen erwerben wollen – auf nette, nicht bedrohliche Weise präsentiert dies Vanilla Bondage, ein kapriziöser »Baukasten für Unterwürfige« (in Sex Shops und im Internet erhältlich), verpackt wie ein halber Liter Eiscreme und belegt mit Vorschlägen, die Ihre »normalen« Fantasien ein wenig frivoler machen. Dieser Karton voller Spaß enthält eine Augenbinde und zwei bandähnliche Stricke. Er will Sie nicht unbedingt zu schmutzigem, hartem S/M verführen, sondern eher dazu anregen, sanfte Fesselspiele auszuprobieren.

S-BAHN

Einsteigen in den Erotik-Express!

So geht's

Bei diesem heißen Sexspiel nutzen Sie das Bett und den Fußboden! Sie legt sich so hin, dass der untere Teil ihres Körpers (von der Taille abwärts) auf dem Bett liegt und die Arme den nach unten angewinkelten Oberkörper auf dem Boden abstützen. Ihr Po liegt genau auf der Bettkante, ihre Beine sind gespreizt. Er gleitet von hinten in den Bahnhof hinein. Sein Gewicht ruht auf den gestreckten Armen, die Hände halten sich an der Bettkante fest.

◎ Was hat sie davon?

Da diese Stellung einen kräftigen Oberkörper voraussetzt, muss Ihr Partner mit dem Tempo experimentieren, damit Ihnen der Sex Spaß macht und Sie nicht zu sehr anstrengt. Wenn Sie von zahmen Umarmungen auf dem Bett zu akrobatischeren Abenteuern übergehen möchten, ist diese Stellung genau richtig! Ein Kissen unter der Taille verstärkt die Reibung und stimuliert fast mit Sicherheit den G-Punkt. Da das Blut in den Kopf fließt, fühlen Sie sich stärker berauscht, und Ihr Orgasmus wird noch intensiver!

◎ Was hat er davon?

Sie steuern diesen aufregenden Sonderzug! Während Sie stoßen, bis die Partnerin erschöpft ist, genießen Sie das Gefühl, alles im Griff zu haben. Wenn sie an die Bettkante rutscht, wird der Sex noch prickelnder. Der Reiz der Neuheit und die Aussicht, die Sie auf dem Sitz des Zugführers genießen, machen Ihnen Dampf!

»Wir waren in der Bar und gingen nach Hause. Er hob mich hoch, küsste mich und trug mich auf dem restlichen Weg. Es waren nur zehn Meter, aber ich fand die Geste süß. Wir hatten unglaublichen Sex, gleich nachdem die Tür zu war.«

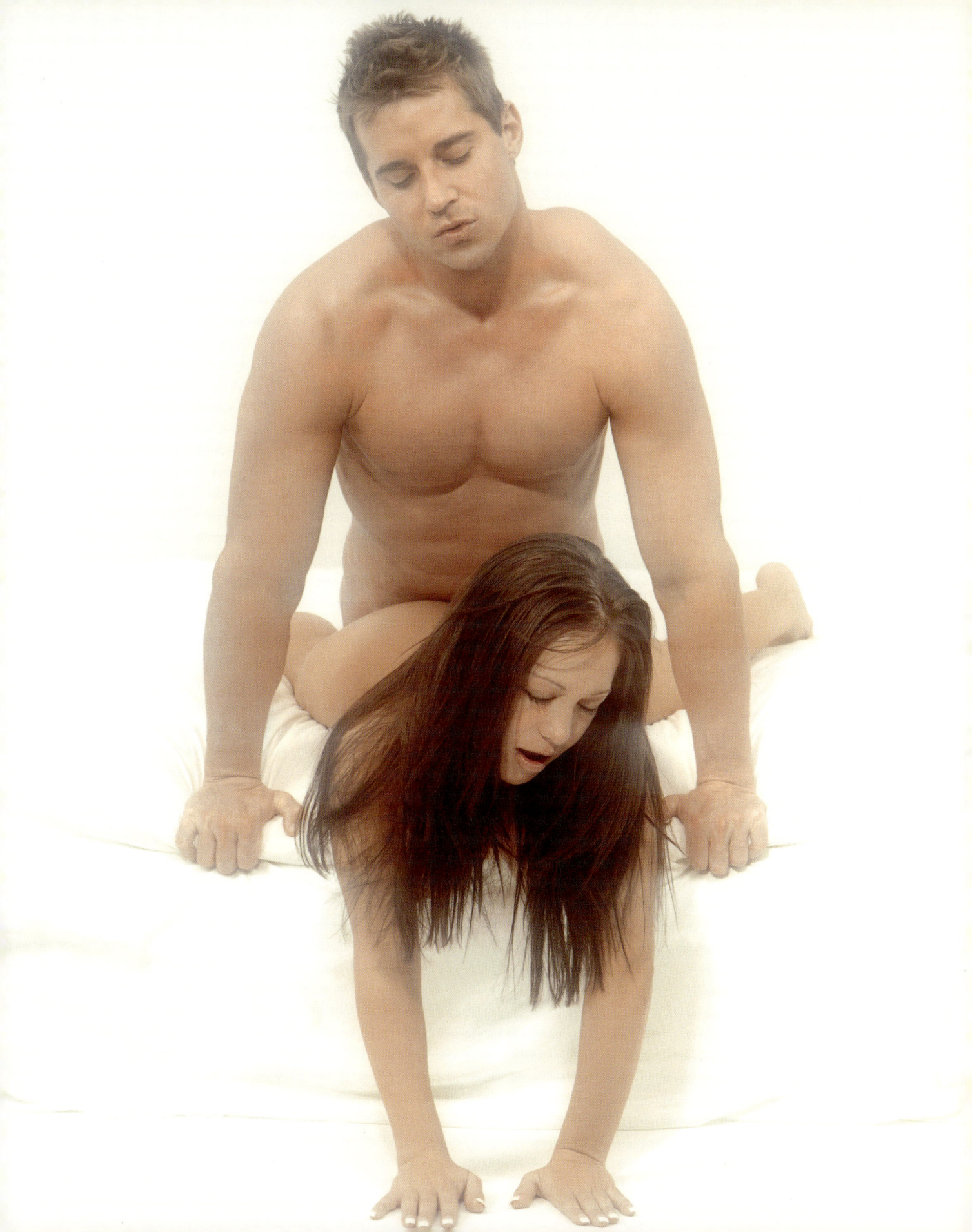

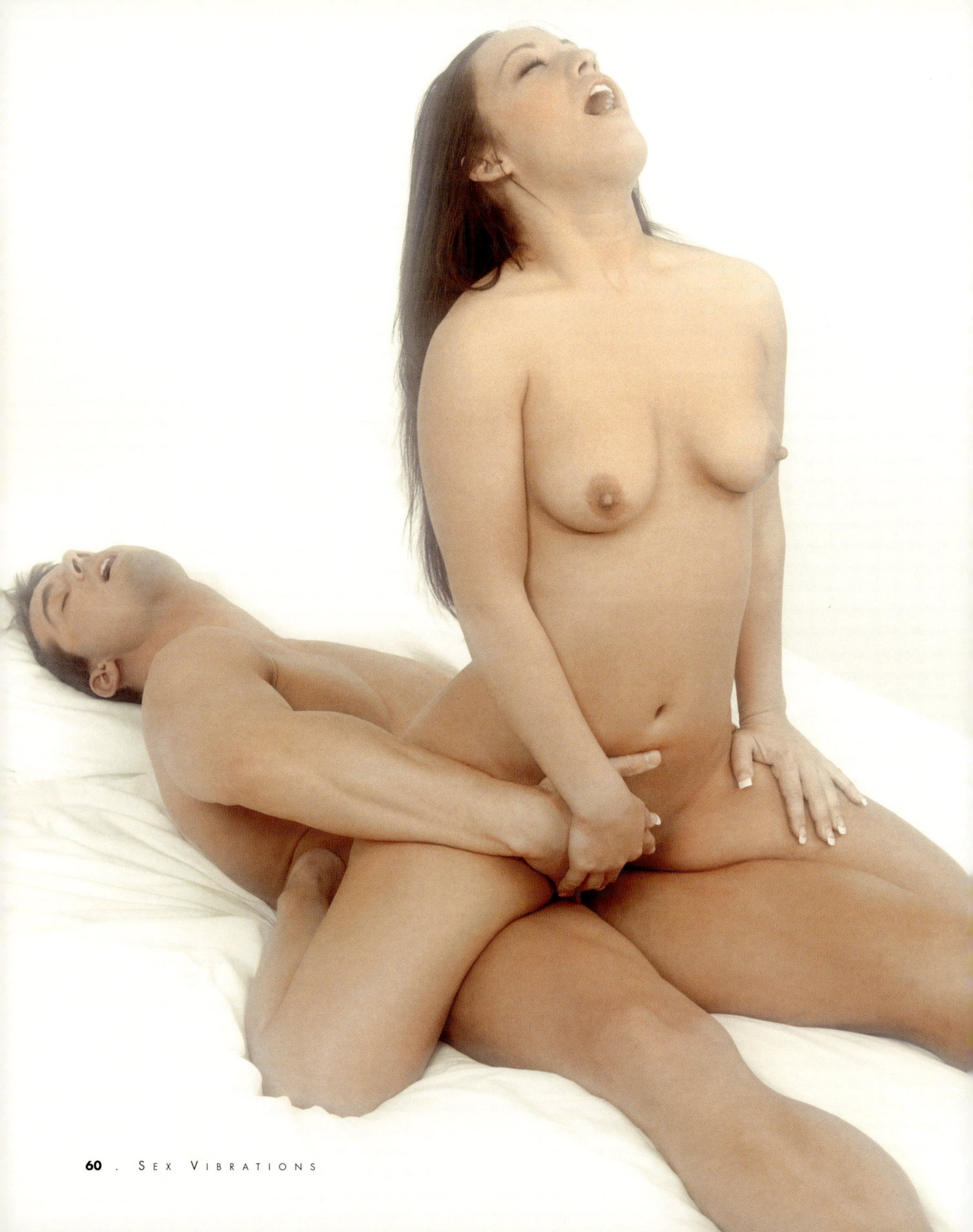

Magischer Knopfdruck

Drücken Sie die Lustknospe

So geht's

Er liegt auf dem Bett, sie wendet ihm den Rücken zu und setzt sich auf seinen steifen Schaft. Sie beugt die Knie und führt die Füße nach hinten. Dann lehnt sie sich ein wenig zurück, so dass ihr Kronjuwel leicht erreichbar ist und ihn die schöne Kunst lehrt, sie zu befriedigen!

◎ Was hat sie davon?

Sie steuern das Tempo und die Kraft der Stöße. Dank des Winkels, den Sie in dieser Stellung einnehmen, trifft sein Glied Ihren G-Punkt. Mehr noch – Sie und Ihr Partner können sich darauf konzentrieren, Ihnen einen markerschütternden Orgasmus zu verschaffen. Verwöhnen Sie einfach Ihre süßeste Stelle (d.h. stimulieren Sie die Klitoris)! Bei gutem Timing explodieren Sie beide gleichzeitig! Damit es extrem heiß wird, lassen Sie in diesem Moment die Hüften kreisen und pressen Sie sie auf sein Becken!

◎ Was hat er davon?

Wenn sie sich zurücklehnt, dringt Ihr Penis besonders tief ein. In dieser Stellung bleiben Sie zwar ziemlich passiv, aber wenn Sie den richtigen Knopf drücken, gerät sie in Ekstase – und Sie genießen es!

Wenn ich an dich denke, befummle ich mich

Hier sind ein paar Tipps für ihn zum Umgang mit ihrer Lustknospe, zärtlich Klitoris genannt.

Rollen – Rollen Sie die Knospe behutsam zwischen Daumen und Zeigefinger. Beginnen Sie sanft, und erhöhen Sie Tempo und Druck allmählich, je nach ihrer Reaktion.

Kreisen – Mit dieser Methode gelangt sie rasch auf den Gipfel! Sie legt Ihre beiden ersten Finger auf die Klitoris. Bewegen Sie die Finger kreisförmig, und variieren Sie Druck und Tempo. Nasse Finger sind am besten!

Klopfen – Diese beidhändige Technik ist etwas anders als die anderen und löst außergewöhnliche Orgasmen aus! Er zieht die Lippen mit der linken Hand auseinander, um die Klitoris zu entblößen. Dann klopft er mit dem Zeigefinger der rechten Hand leicht auf die Knospe. Die Erregung wächst, bis sie es nicht mehr aushält. So wird er zu ihrem Orgasmusexperten!

Nr. 26

WILDES PUMPEN

Ein tierisches Vergnügen

SO GEHT'S

Ähnlich wie Stellung Nr. 5 (Po-Polka, Seite 20), aber noch animalischer. Sie kauert auf den Knien und streckt die Arme (um sich abzustützen, kann sie die Bettkante packen).

Er dringt rasch von hinten in sie ein, während er sich mit den Armen auf dem Bett abstützt. Er kann die Knie weit spreizen, damit seine tiefen Stöße kräftiger werden!

◎ WAS HAT SIE DAVON?

Diese Stellung befriedigt Ihre animalischen Triebe und ist genau richtig, wenn Sie beide Lust auf unpersönlichen, wilden Sex haben. Wie bei allen Stellungen, in denen er hinter Ihnen kniet, kann er tief eindringen. Achten Sie also darauf, dass der Druck nicht schmerzhaft, sondern angenehm ist. Da Sie die Beine angezogen haben, reiben sich seine Genitalien an Ihrem nassen Hügel und machen jeden Stoß wahrhaft köstlich!

◎ WAS HAT ER DAVON?

Lüsternheit ist die treibende Kraft hinter dieser Stellung. Sie haben das Sagen und wollen sie von hinten nehmen – und zwar gebieterisch! Das Gefühl der Macht und die enge Klammer um Ihr Glied lösen besonders starke Lustgefühle aus und bringen Sie rasch auf den Gipfel! Diese Stellung drängt zur Eile und verhindert, dass das Liebesspiel sich lange hinzieht.

DIE PENISPARADE

Jedes Jahr am 15. März feiert Japan ein riesiges Fest zu Ehren des Penis und der Fruchtbarkeit. Ein 400 Kilogramm schwerer Holzphallus wird durch die Straßen der Stadt Komaki gefahren, und Frauen tragen dicke Dildos in den Armen. Tausende von Menschen zollen dem Penis Tribut und nehmen an den Feierlichkeiten teil.

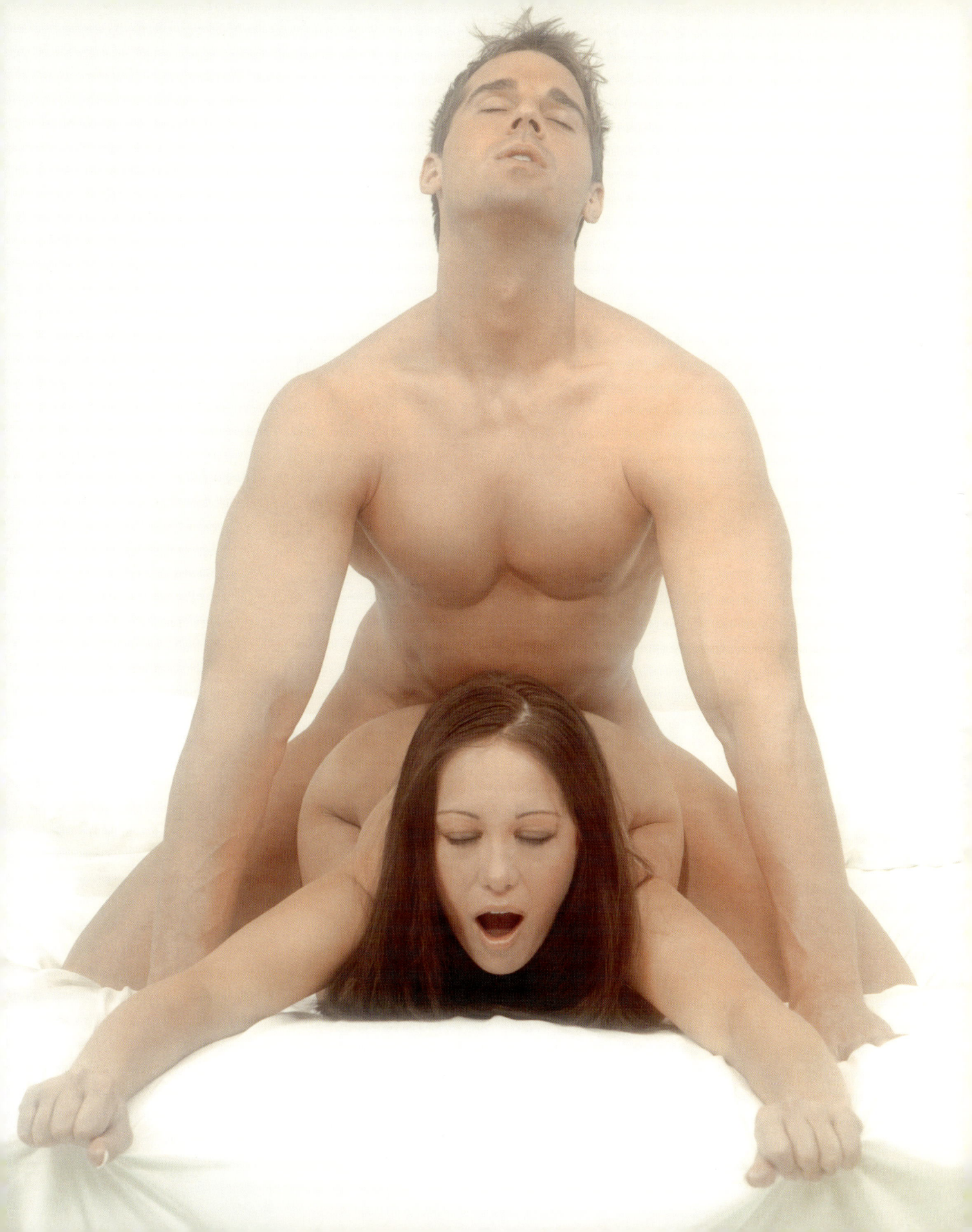

Wie ein Gebet

Zeit zum Beichten

So geht's

Wenn er am Altar ihrer Sexualität kniet, ist er ein anderer Mann! Sie liegt auf dem Rücken, und ihr Po befindet sich fast an der Bettkante. Er kniet dicht vor dem Bett auf dem Boden und zieht ihre gebeugten Beine an seine Brust.

(Kissen unter den Knien machen diese Stellung bequemer und heben ihn bei Bedarf höher.) Er hebt sanft ihren Po hoch und dringt in sie ein. Der Lohn ist eine religiöse Erfahrung!

◎ Was hat sie davon?

Es kann sehr erregend sein, wenn er mit Ihrem Po spielt. Diese kompakte Stellung wird noch himmlischer, wenn Sie die Beckenbodenmuskeln abwechselnd kontrahieren und lockern, um ihn noch fester zu packen. Er bestimmt das Tempo, Sie können gegen seine Brust drücken und den Po anheben, um seinen Stößen entgegenzukommen. Auch diese Stellung führt Sie sanft auf die nächste Ebene der sexuellen Abenteuer.

◎ Was hat er davon?

Männer finden visuelle Reize sehr erregend. In dieser Stellung können Sie beobachten, wie Ihr Glied in die willige Vagina taucht. Und wenn sich die Partnerin dann noch gegen Ihre Brust drückt (so dass Sie tiefer eindringen können), rasten Sie bald aus. Die Erinnerung an dieses Bettritual fördert schmutzige Fantasien, die Ihnen bis zur nächsten Beichte bleiben.

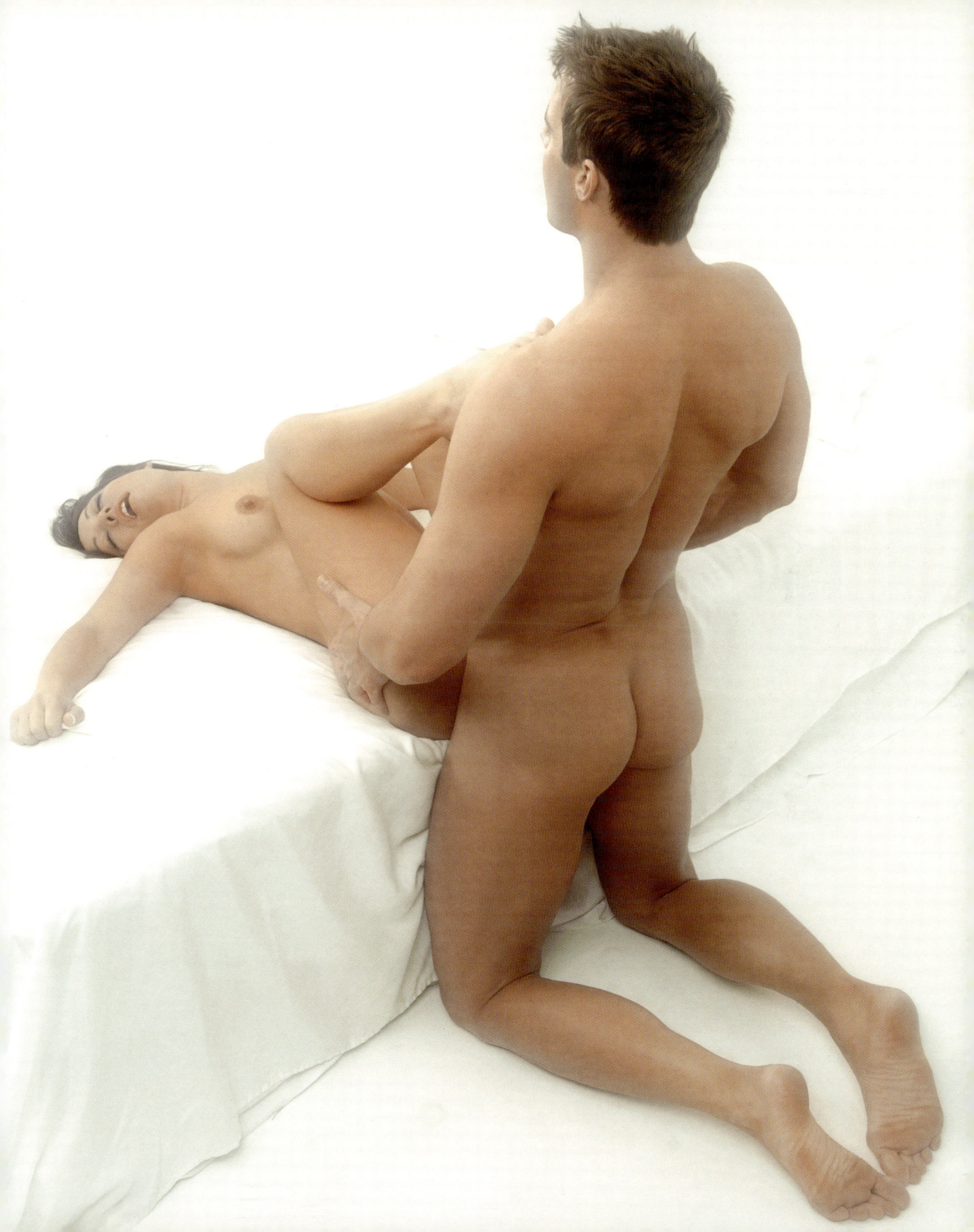

◎ Was hat sie davon?

Wenn Sie den Orgasmus ohne Stimulation der Klitoris schwer erreichen, ist dies eine großartige Stellung für Sie! Dank Ihrer fest geschlossenen Beine sind prickelnde Empfindungen unvermeidlich, wenn Ihre magische Knospe gerieben wird. Die Beinklammer kann sogar das ganze Becken zum Summen bringen. Das Eindringen von hinten ist mehr eng als tief, wird aber dadurch versüßt, dass Sie das Gesicht Ihres Partners sehen können! Wenn er in diesem ungewöhnlichen Winkel eindringt, stimuliert er eine neue Region Ihrer Vagina. Achten Sie auf die unbekannten Empfindungen!

◎ Was hat er davon?

Es ist ein himmlisches Gefühl, und Sie würden gerne wild stoßen – aber wenn Sie das tun, rutschen Sie vielleicht hinaus. Besser sind präzise gesteuerte Bewegungen, damit Sie jeden Moment in dieser unglaublichen Stellung genießen können. Die Schenkelpresse der Partnerin weitet die Vagina und macht jeden gezielten Stoß noch lustvoller!

Um ihren Körper besser zu sehen und den Winkel des Eindringens zu verändern, können Sie sich etwas aufrichten und sich auf ihrem Po abstützen. Diese kleine Variante steigert die Lust, denn Sie pressen sich an ihren Po, um tiefer einzudringen.

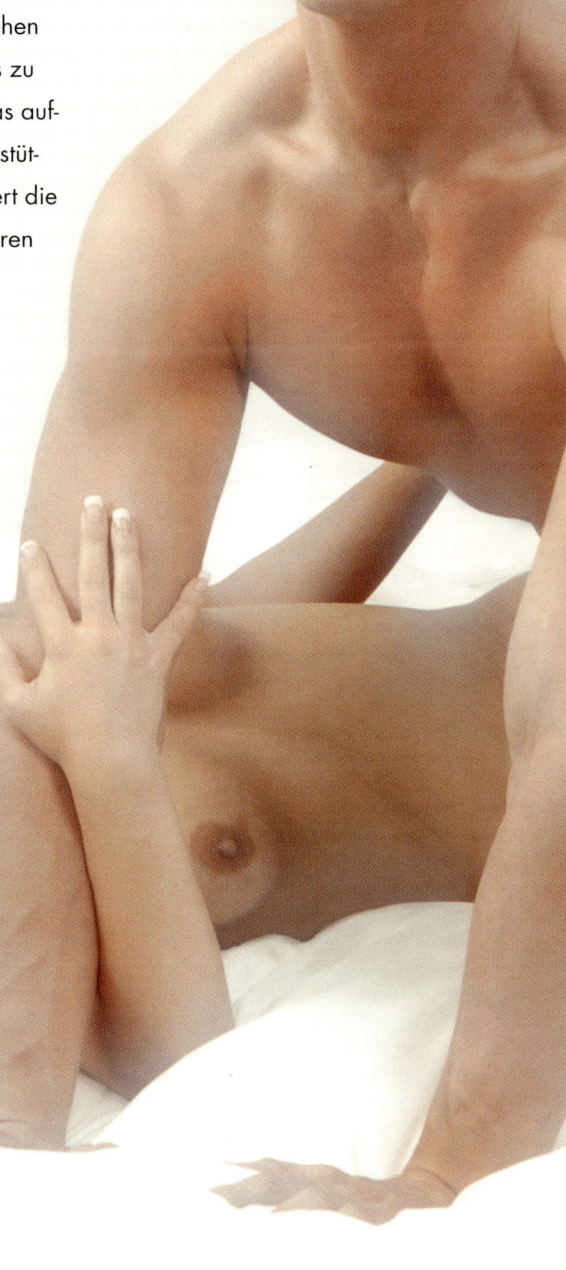

Nr. 28

KORKENZIEHER

Seitenlage, bitte!

SO GEHT'S

Sie liegt mit geschlossenen Beinen auf der Seite und beugt sich so in der Taille vor, dass ihr Körper fast die Form eines L hat. Den Kopf lässt sie nach hinten aufs Bett sinken, die Beine sind leicht geöffnet, so dass er von hinten eindringen kann. Diese Stellung ähnelt dem Löffel-

biegen (Nr. 22, Seite 54) mit einer kleinen Variante: Sobald er eingedrungen ist, presst sie die Beine zusammen, um die Reibung zu erhöhen. Wenn sie die Knöchel kreuzt, bleiben die Beine zusammen! Die Bewegung ist intensiv – langsam, sanft und koordiniert.

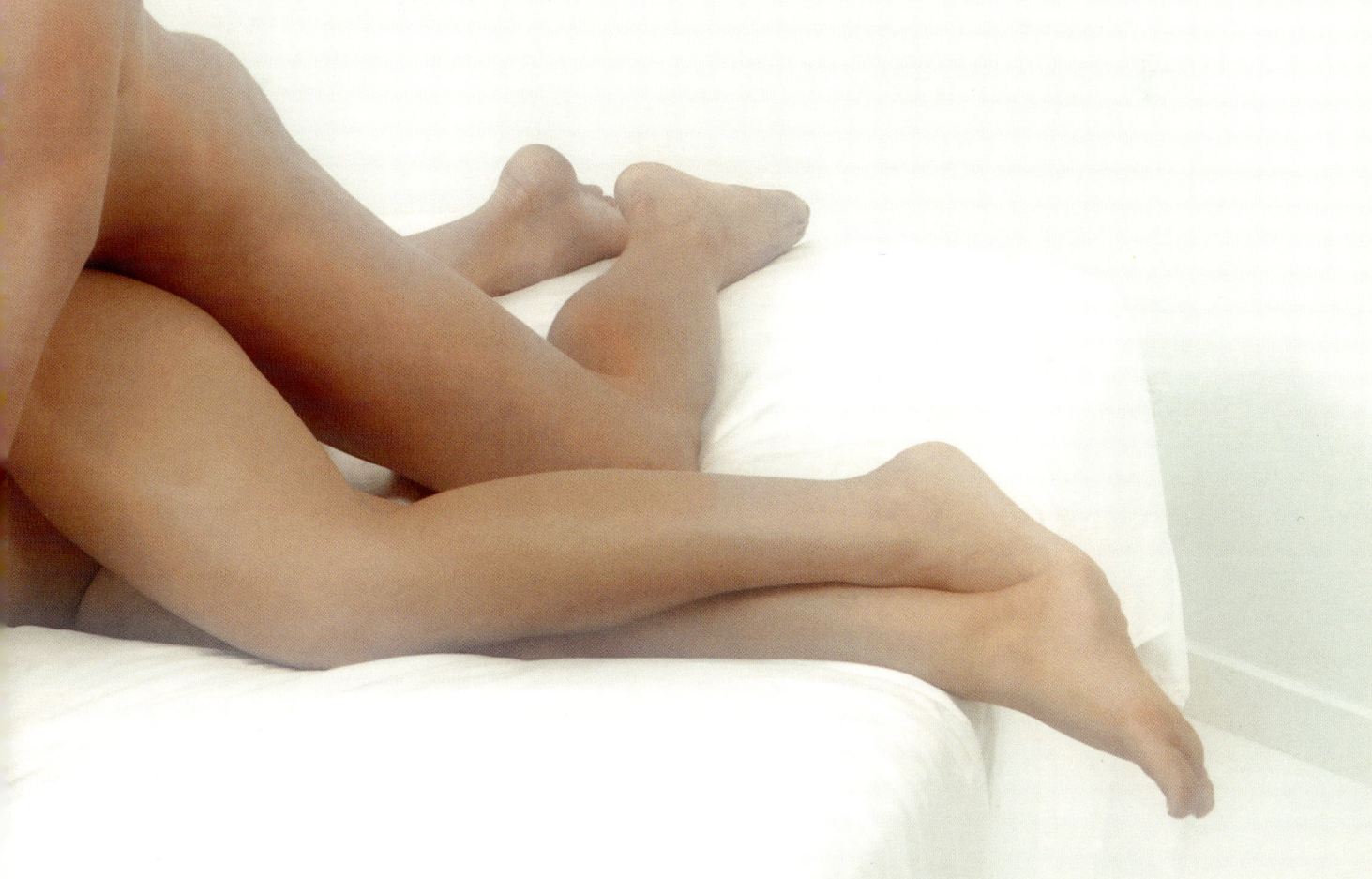

TRISEX-LIEGESTÜTZE

Eine sinnliche Fitnessübung

SO GEHT'S

Wenn er hart trainiert, um fit zu bleiben, ist dies für ihn eine sexy Chance, mit seinen stahlharten Arm- und Bauchmuskeln zu prahlen und die Partnerin so zu umgarnen, dass sie sich ihm unterwirft. Sie liegt auf dem Rücken, er liegt auf ihr, als wolle er Liegestütze machen. Er balanciert auf den Fußballen, strafft die Beinmuskeln und stützt sich mit gestreckten Armen neben ihrem Kopf ab. Dann lässt er sich langsam sinken und benutzt sein Becken nur, um den Penis einzuführen. Balance und begrenzter Kontakt sind Teil dieser Stellung; denn er hält sich bewusst von ihr fern.

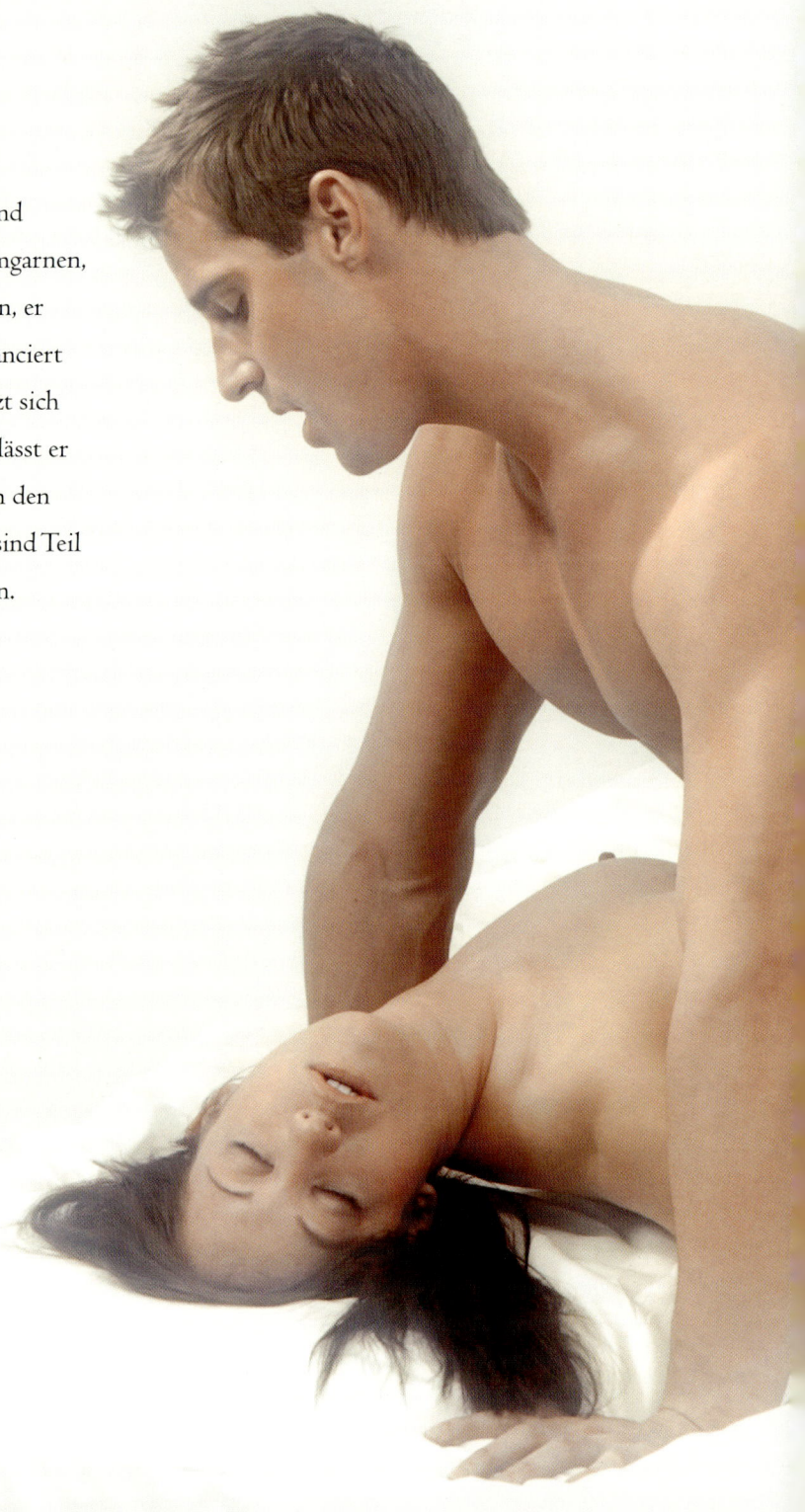

◎ WAS HAT SIE DAVON?

Ungewöhnlich ist hier, dass der Kontakt sich auf die Genitalien beschränkt. Versprechen Sie vorher, dass Sie nicht nach seinem Po greifen, nicht die Beine um ihn schlingen, um ihn heranzuziehen, und seine straffen Brustmuskeln nicht kneifen oder beißen. Erhöhen Sie den erotischen Reiz stattdessen, indem Sie ihm sagen, was Sie haben wollen. Beschreiben Sie jede Bewegung, die Sie gerade *nicht* vollführen, ganz genau. Wie lange halten Sie beide durch? Wenn Sie mehr Willenskraft haben, dürfen Sie die Regeln des nächsten prickelnden Sexspiels bestimmen!

◎ WAS HAT ER DAVON?

Diese Stellung ist trügerisch einfach. Wenn sie so verletzlich ist, fällt es Ihnen schwer, Abstand zu halten. Sie müssen sich eisern im Griff haben, um sie nicht zu begrapschen, vor allem wenn Petting und Berührungen bei Ihnen normalerweise eine wichtige Rolle spielen. Aber hier kann sie sich auf ihre Empfindungen in der Beckenregion konzentrieren, die Sie mit sehr kleinen Bewegungen auslösen. Sie reizen sie so lange, bis sie es nicht mehr aushält – und fühlen sich dabei männlich und dominant.

Nr. 30

STEHENDES O

Wir greifen nach den Sternen

SO GEHT'S

Diese ehrgeizige Stellung dürfte einigen Paaren schwer fallen, aber wenn sie experimentieren und üben, kann Erstaunliches geschehen! Es geht leichter, wenn beide etwa gleich groß sind. Er steht dicht hinter ihr und spreizt die Beine so weit, dass sein Penis sich auf gleicher Höhe wie ihre Vagina befindet. Wenn beide bereit sind, dringt er ein und genießt den Anblick. Wahrscheinlich braucht er dafür die Hände. Sobald er drin ist, kann er ihre Arme über den Kopf führen und seine Hände mit ihren verschränken. Koordinierte Bewegungen sind wichtig, um in dieser Stellung den Gipfel zu erreichen.

◎ WAS HAT SIE DAVON?

Hier kommt es darauf an, dass er in Ihnen bleibt. Dass Sie sich nicht bewegen dürfen, verstärkt Ihre Erregung. Aber es gibt viele Varianten, wenn Ihnen diese Position schwer fällt oder wenn Sie viel kleiner sind als er. Sie können sich an einem Türpfosten festhalten, um die Hebelwirkung zu verstärken, oder sich an die Wand lehnen, während er Sie an der Taille zu sich heranzieht. Eine Treppe kann das Spielfeld einebnen: Sie stellen sich eine Stufe höher, damit er leichter eindringen kann.

◎ WAS HAT ER DAVON?

Da diese Stellung nicht sehr stabil ist, bleibt das Eindringen flach. Sobald Sie in Ihrer Partnerin sind, können Sie dort bleiben und mit kleinen kreisförmigen oder ruckartigen seitlichen Bewegungen experimentieren, anstatt wie üblich zu stoßen. Der ungewöhnliche Winkel (die Eichel reibt an der Scheidenwand, so dass es schwer ist, den Orgasmus zu verzögern) kann das Risiko einer vorzeitigen Ejakulation vergrößern. Am besten eignet sich diese Stellung für Quickies!

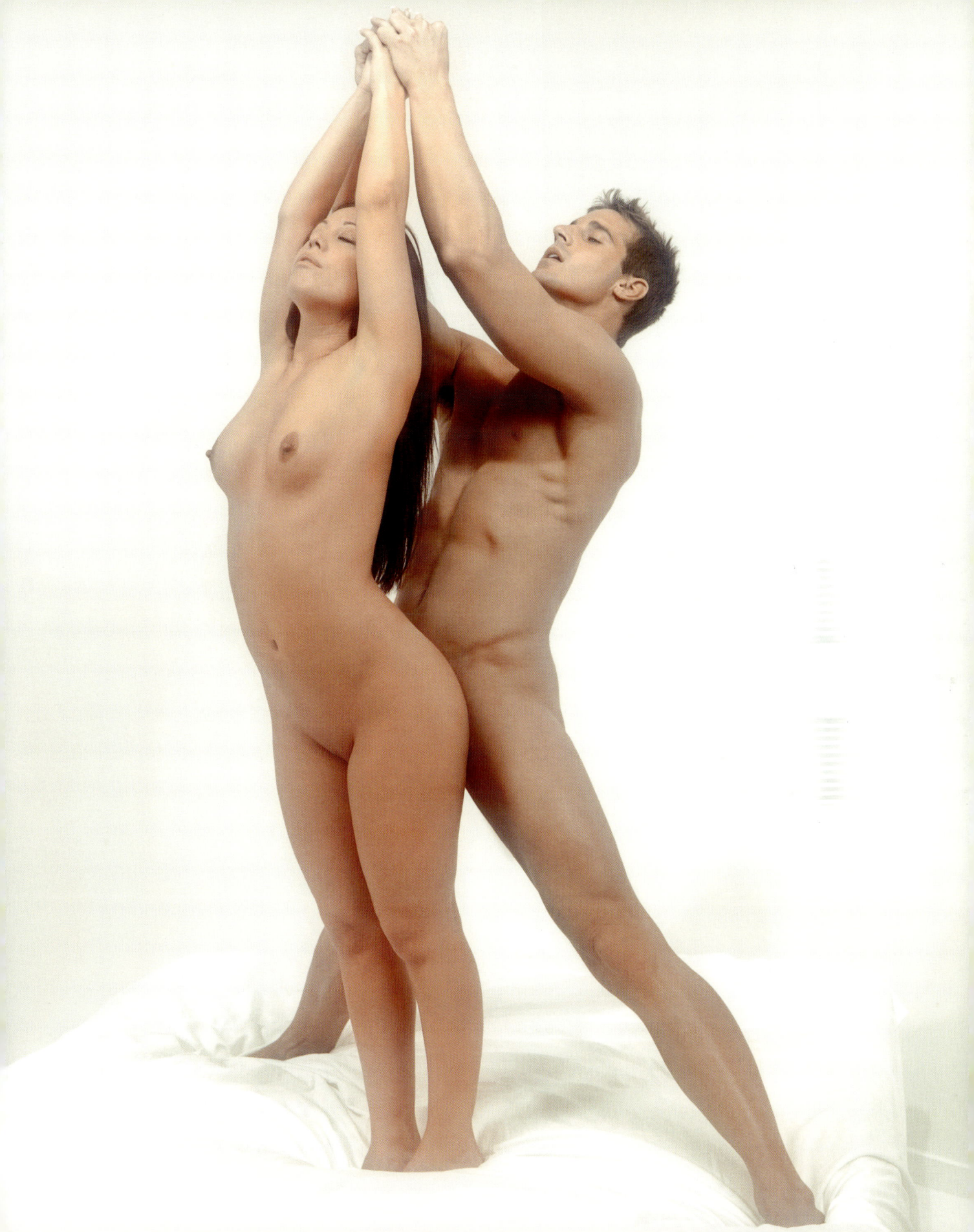

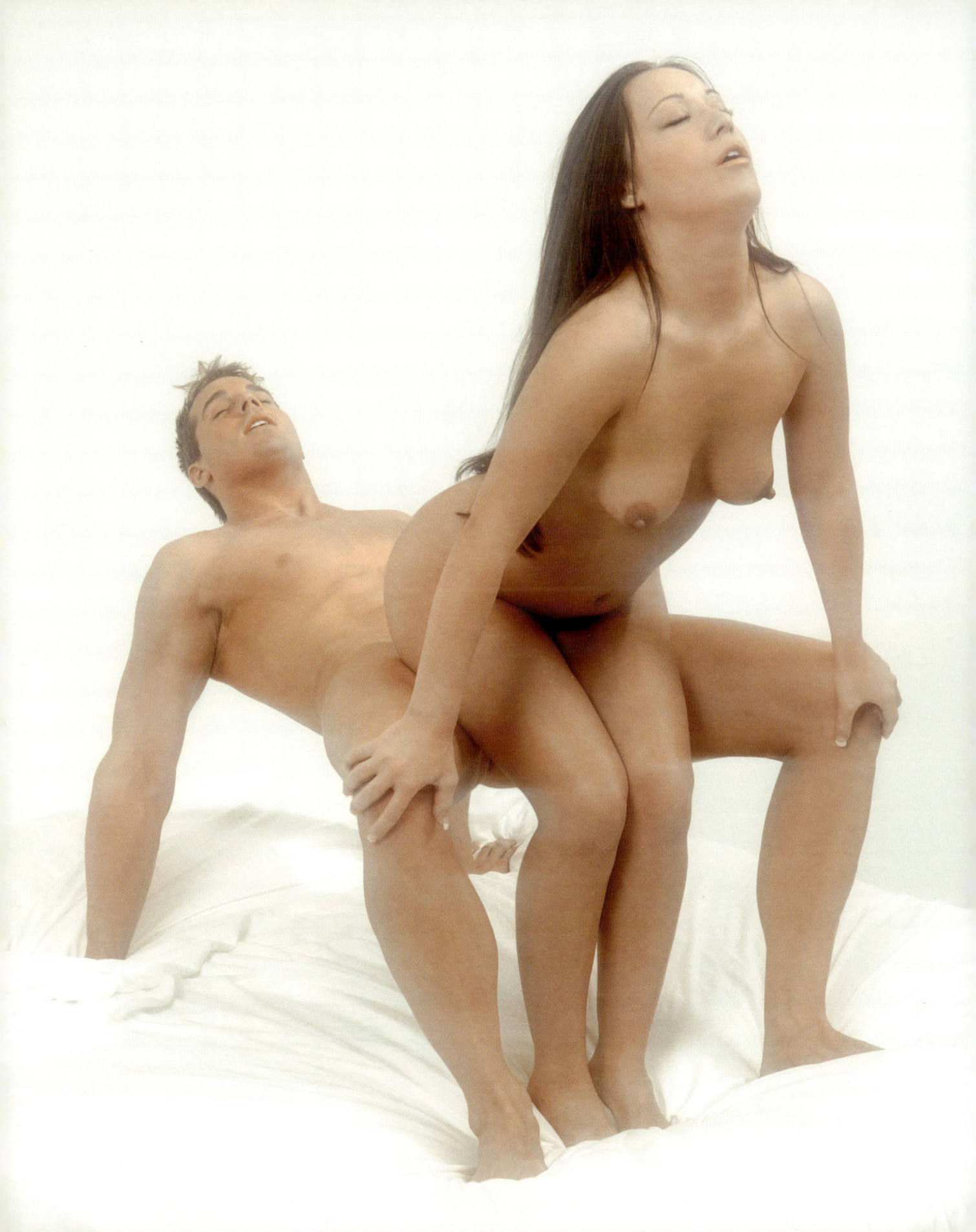

Nr. 31

GENIESSERISCHER SCHOSS

Faul ist er nicht!

SO GEHT'S

Dies ist eine ungewöhnliche Art des Beischlafs und für ihn zugleich eine Fitnessübung. Er macht eine Brücke, setzt die Arme und Beine fest aufs Bett und hebt den Körper so, dass sein Rumpf fast so flach wie ein Tisch ist. Sie wendet ihm den Rücken zu und setzt sich langsam auf seinen erigierten Penis. Die gebeugten Beine presst sie zusammen und legt die Hände auf seine Oberschenkel, um sich abzustützen. Dann beginnt sie mit ihrem aufregenden Ritt in dieser frivolen Stellung!

◎ WAS HAT SIE DAVON?

An diese neue Stellung werden Sie noch lange denken. Dank des Winkels wird Ihr G-Punkt gründlich stimuliert, und das ist immer gut! Und die Reibung, die Ihre fest geschlossenen Beine erzeugen, macht Sie noch kitzliger. Wenn Sie balancieren können, ohne sich auf den Beinen des Partners abzustützen, können Sie mit seinen Hoden und seinem Damm spielen. Das macht ihn verrückt und beschleunigt den Orgasmus.

◎ WAS HAT ER DAVON?

Vielleicht fällt es Ihnen schwer, diese Stellung lange durchzuhalten; aber das schadet nicht, weil der ungewöhnliche Penetrationswinkel und die warme, feste Liebkosung ihrer Vagina Sie schnell auf den Gipfel bringen. Wenn das Training des Oberkörpers so viel Spaß macht, tauschen Sie womöglich Ihre Mitgliedschaft im Fitnessstudio gegen private Übungsstunden mit Ihrer Partnerin aus!

WÄHLEN SIE IHR EROTISCHES ABENTEUER SELBST

Sie müssen sich auf den Genießerischen Schoß erst vorbereiten? Wenn Sie gemeinsam Hatha- oder Power-Yoga-Kurse besuchen, werden Sie geschmeidiger und lernen, sich nach hinten zu beugen und richtig zu atmen, um solche Stellungen durchzuhalten. In der Zwischenzeit können Sie eine Variante dieser Stellung genießen, bei der er sitzt und sie sich auf seinen Schoß sinken lässt. Besser noch: Probieren Sie beide Varianten, vergleichen Sie Ihre Empfindungen, und entscheiden Sie dann, welche in Ihren Rezeptfundus gehört.

Nr. 32

HELLO, DOLLY!

Sie ist kampfbereit

SO GEHT'S

Sie lässt sich auf dem Bett oder auf dem Fußboden auf alle Viere nieder. Er steht hinter ihr, packt ihre Beine und hebt sie langsam hoch bis an seine Hüften. Jetzt befindet sie sich in einem Handstand besonderer Art! Dann spreizt er ihre Beine und dringt in dieser neuen Stellung von hinten ein. Er hält ihre Oberschenkel gut fest, und sie schlingt die Unterschenkel um seinen Po, um zusätzlichen Halt zu finden (und um seine Stöße zu verstärken).

◎ WAS HAT SIE DAVON?

Kräftige Arme haben einen Vorteil, den Ihr Trainer Ihnen nicht verraten hat! Diese Stellung setzt starke Arme voraus. Sie werden nicht enttäuscht sein, wenn Sie die Herausforderung annehmen! Der Penis dringt tief ein und massiert Ihren G-Punkt gründlich! Wenn Ihr Partner nicht extrem gut bestückt ist, fühlt er sich in dieser Stellung größer. Manche Frauen lieben es zudem, wenn das Blut in den Kopf fließt. Hören Sie aber auf, wenn Ihnen schwindlig wird, denn eine Ohnmacht beim Sex verdirbt die Stimmung.

◎ WAS HAT ER DAVON?

Sie bestimmen den Rhythmus, und fast alles ist erlaubt. Sie können sich kreisförmig oder auf und ab bewegen, und Sie können die Beine zusammenpressen und öffnen … Wenn sie die Beckenbodenmuskeln langsam und sanft kontrahiert, steigert sie Ihre Lustgefühle.

Da Männer mit den Augen genießen, wird Ihnen der Blick von oben bestimmt gefallen! Ihre Partnerin kann an Ihnen die Hüften kreisen lassen und zugleich live über ihre hüpfenden Brüste und ihre pulsierende Klitoris berichten, die Sie in dieser Stellung weder sehen noch streicheln können. Aber ihre schlüpfrige Schilderung wird Ihre Fantasie enorm anheizen.

WÄHLEN SIE IHR EROTISCHES ABENTEUER SELBST — FÜR SIE

Sie können sich auch auf einem Stuhl oder auf dem Bett abstützen, wenn Ihnen der Handstand schwer fällt. Der Winkel ist nicht so steil, wenn Sie sich in dieser Stellung zunächst auf ein Bett lehnen. So können Sie auch testen, ob Ihnen der unvermeidliche Blutschwall im Kopf gefällt. Wenn er die Erregung steigert und Sie stark genug sind, sollten Sie unbedingt den Handstand wagen! Wie dem auch sei, Sie werden sich beide wie erotische Abenteurer vorkommen, nachdem Sie diese Stellung probiert haben.

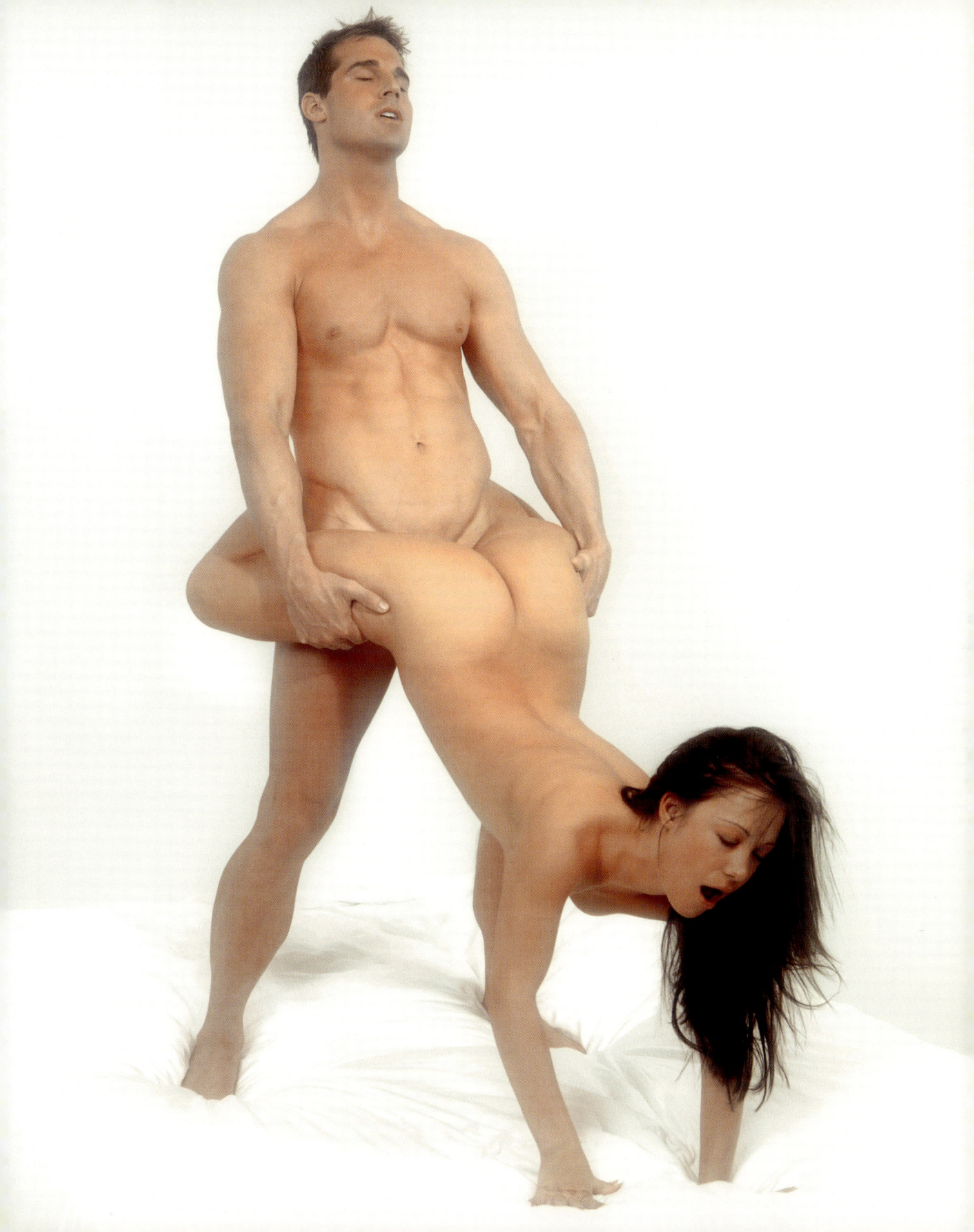

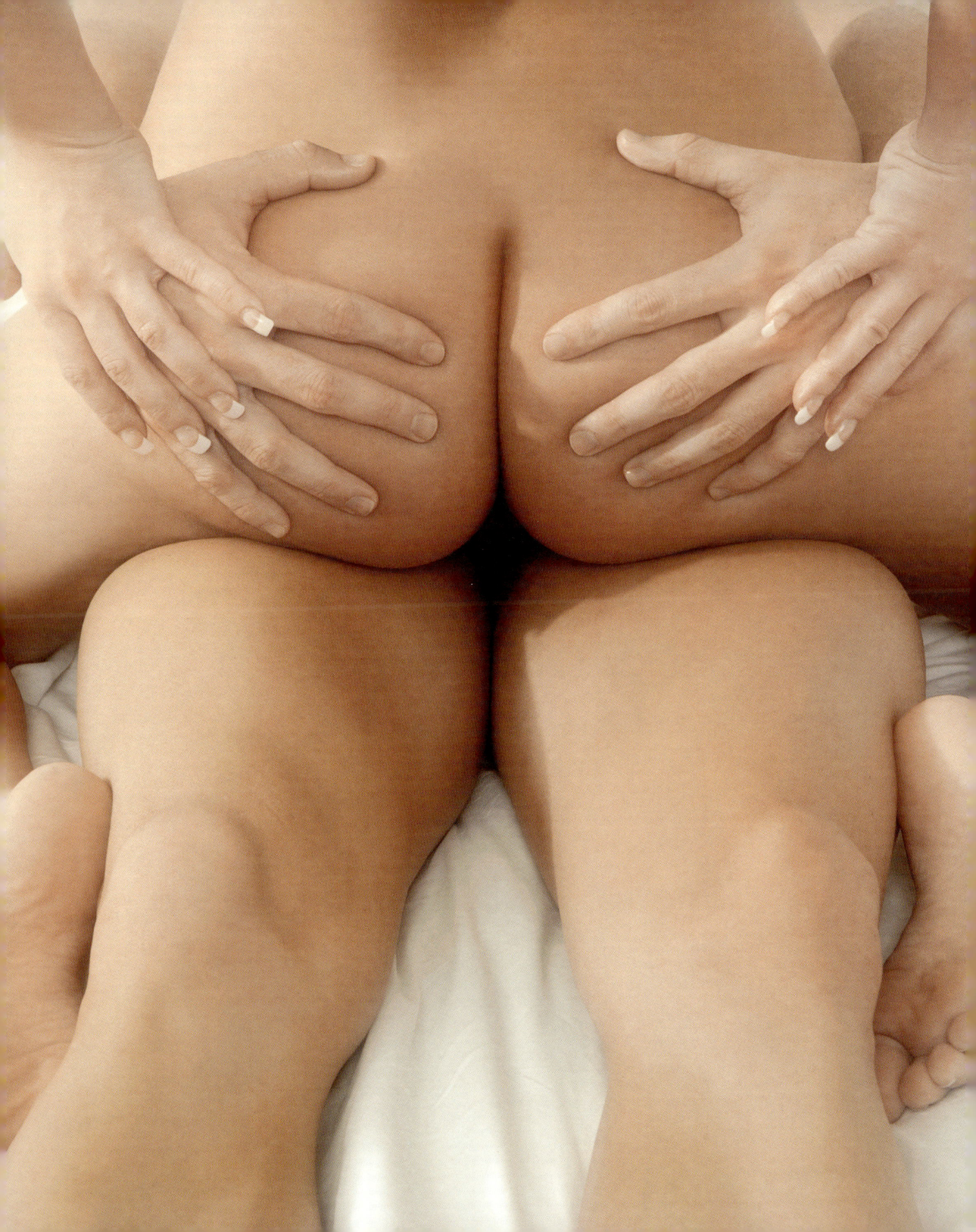

PRICKELNDE HINTERLIST

Eine gründliche Analyse

SO GEHT'S

Es macht Spaß, mit dieser Variante der traditionellen Frau-oben-Stellung die vielen Freuden zu erforschen, die ihr Po beiden Partnern zu bieten hat. Sie klettert auf ihn und legt seine Hände fest auf ihre Pobacken. Obwohl er wahrscheinlich keine Ermutigung braucht, kann sie ihn mit einem erotischen Wortschwall auf ihr Hinterteil aufmerksam machen.

Aber sagen Sie beide auch, was sich gut anfühlt!

◎ WAS HAT SIE DAVON?

Einerlei, was Sie an Ihrem Po auszusetzen haben, vergessen Sie jede Unsicherheit und genießen Sie das herrliche Gefühl, wenn der Partner mit ihm spielt! Wenn Sie ihn einladen, Ihren Körper auf diese Weise zu erforschen, fühlen Sie sich bald wohler in Ihrer Haut.

◎ WAS HAT ER DAVON?

Vielen Frauen macht es großen Spaß, wenn ihr Po begrapscht, massiert und leicht gezwickt, gekratzt oder beklopft wird! (Reden Sie darüber, ob Sie beide härtere Spielchen mögen). Diese Art der Zuwendung erfüllt wahrscheinlich einige Ihrer wilden Fantasien!

EINE EROGENE ZONE FÜR SIE: DER DAMM

In dieser Stellung kann er den empfindlichen Bereich zwischen der Vagina und dem After erreichen, der oft unentdeckt bleibt. Sein Gewebe ähnelt dem der Schamlippen und ist mit Nervenenden gespickt. Manche Frauen mögen Analspiele überhaupt nicht; darum sollte er diese Stelle zunächst behutsam erforschen. Mit ein wenig wasserhaltigem Gleitmittel wird die Massage angenehmer — und heißer!

EINE EROGENE ZONE FÜR IHN: DIE HODEN

Sie greift nach hinten, während Sie stoßen, und findet Ihre Hoden. Diese kleinen, empfindlichen Bündel der Freude machen die Frau-oben-Stellung noch aufregender. Beginnen Sie ganz vorsichtig. Sie leckt die Fingerspitzen, streicht dann mit den Nägeln und Fingerspitzen über die Hoden und zieht sie sanft nach oben. Dabei kann sie sich zurücklehnen und versuchen, die Hoden zwischen Hand, Vagina und Po zu reiben.

Nr. 34

LASZIVES ROULETTE

Dies könnte Ihre Glückszahl sein!

SO GEHT'S

Dies ist eine gewagte Stellung, die ein wenig Koordination erfordert. Im Gegensatz zum Roulette-Rad müssen Sie sich hier langsam und bewusst drehen. Es ist keine Stellung für sexuell Unerfahrene; aber mit etwas Übung ist sie leicht zu meistern – und vermittelt Ihnen das Gefühl, den Jackpot geknackt zu haben!

Sie liegt mit den Armen an der Seite und leicht geöffneten Beinen auf dem Bett. Am besten schiebt sie ein Kissen unter den Po, um das Becken so zu kippen, dass er leicht eindringen kann. Er befindet sich in der Missionarsstellung, schaut aber in die andere Richtung – sein Kopf ist also über ihren Füßen, seine Füße sind unter ihrem Kopf, und sein Rumpf liegt zwischen ihren Beinen. Sobald sein Penis sich vor ihrer Vagina befindet, dringt er langsam ein und beginnt auf den Gipfel hinzuarbeiten.

Drehbewegungen bringen diese Stellung auf die nächste Ebene. Er beginnt, um ihren Körper zu rotieren. Sie führt seine Beine, wenn sie über ihrem Kopf schweben. Einerlei, ob Sie in der Missionarsstellung aufhören oder die 360-Grad-Reise vollenden, auf dieses geile Roulette dürfen Sie getrost wetten.

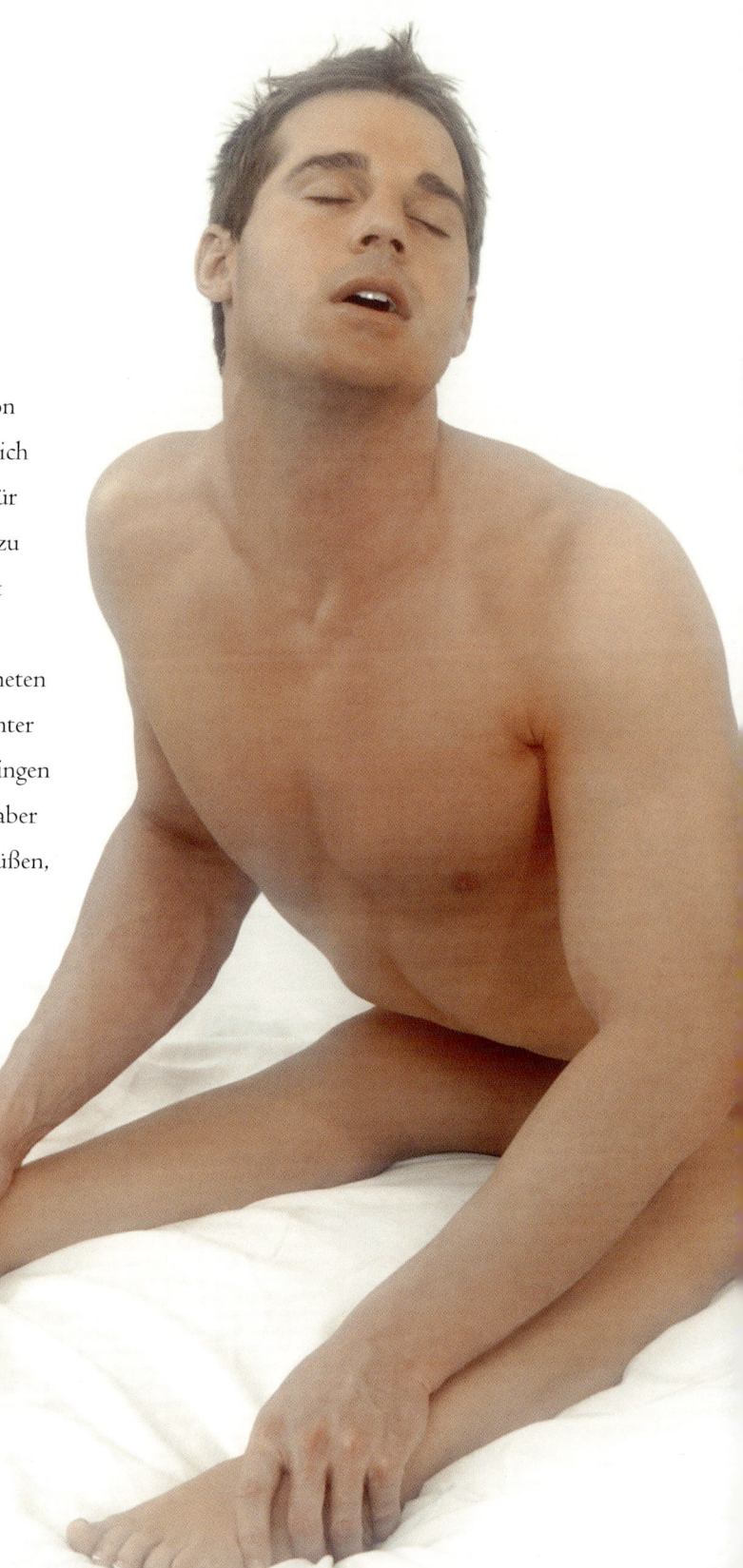

◎ WAS HAT SIE DAVON?

Obwohl diese Stellung nicht so intim ist wie andere, ist Kontakt mit dem Partner möglich, entweder indem Sie sich aufrichten und an seine Beine lehnen oder indem Sie sich hinlegen und seine Pobacken halten. Der Vorteil ist, dass Sie eine einzigartige Aussicht auf den Körper ihres Partners haben und sich kaum anstrengen müssen, abgesehen von der Koordination beim Eindringen und beim Kreisen.

◎ WAS HAT ER DAVON?

Dies ist eine vorzügliche Chance, mit Ihrer Geschmeidigkeit zu prahlen! Dank der flachen Stöße bekommt die Eichel die meisten Lustgefühle ab – und das ist immer gut für Sie! Und dass Ihre Hoden an ihrer Vagina reiben, ist ein Bonus für beide. Es fühlt sich herrlich an und klappt beim zahmen Sex nicht immer.

Das beste Rippchen

Leicht durchgebraten, bitte!

So geht's

Diese Stellung gleicht Nr. 8 (Ein Stück Himmel, Seite 26), abgesehen davon, dass er hier das Sagen hat! Sie kniet auf dem Bett, lässt den Oberkörper sinken und streckt die Arme nach vorne. Er kniet aufrecht zwischen ihren Beinen und dringt von hinten ein. Dabei hält er sich an ihrer Taille fest, um sie bei jedem lustvollen Stoß zu sich heranzuziehen.

◎ Was hat sie davon?

In dieser Stellung hat er beste Chancen, Ihren ach so empfindlichen G-Punkt zu treffen. Kissen unter dem Becken steigern die Lust, weil der Penis sich bei jedem Stoß wundervoll an Ihrer Klitoris reibt.

◎ Was hat er davon?

Die Aussicht! Sie können ihren Po und ihren Rücken wie auf dem Präsentierteller bewundern und die Partnerin nach Belieben vernaschen … Sie können ihren Po begrapschen und streicheln oder ihren Rücken leicht kratzen. Wenn Sie beide besonders verspielt sind, können Sie sanft an ihrem Haar ziehen oder ihre Arme so nach unten drücken, dass sie wehrlos ist. In dieser einfachen Stellung genügt ein wenig Fantasie, um ein zahmes Liebesspiel unvergesslich zu machen!

Insel der Fantasie

Diese Stellung ist nicht sonderlich intim, da Sie einander nicht in die Augen sehen können. Also lassen Sie Ihrer Fantasie freien Lauf. Stellen Sie sich vor, mit einem anderen heißen Typ zusammen zu sein, und ermutigen Sie den Partner, das Gleiche zu tun! Daraus kann sich ein extrem erotisches Experiment entwickeln, das Ihre Beziehung sogar vertieft. Wenn Sie Ihre geheimsten sexuellen Wünsche miteinander teilen, beweisen Sie Vertrauen und haben die Chance, mehr darüber herauszufinden, was Sie heiß macht!

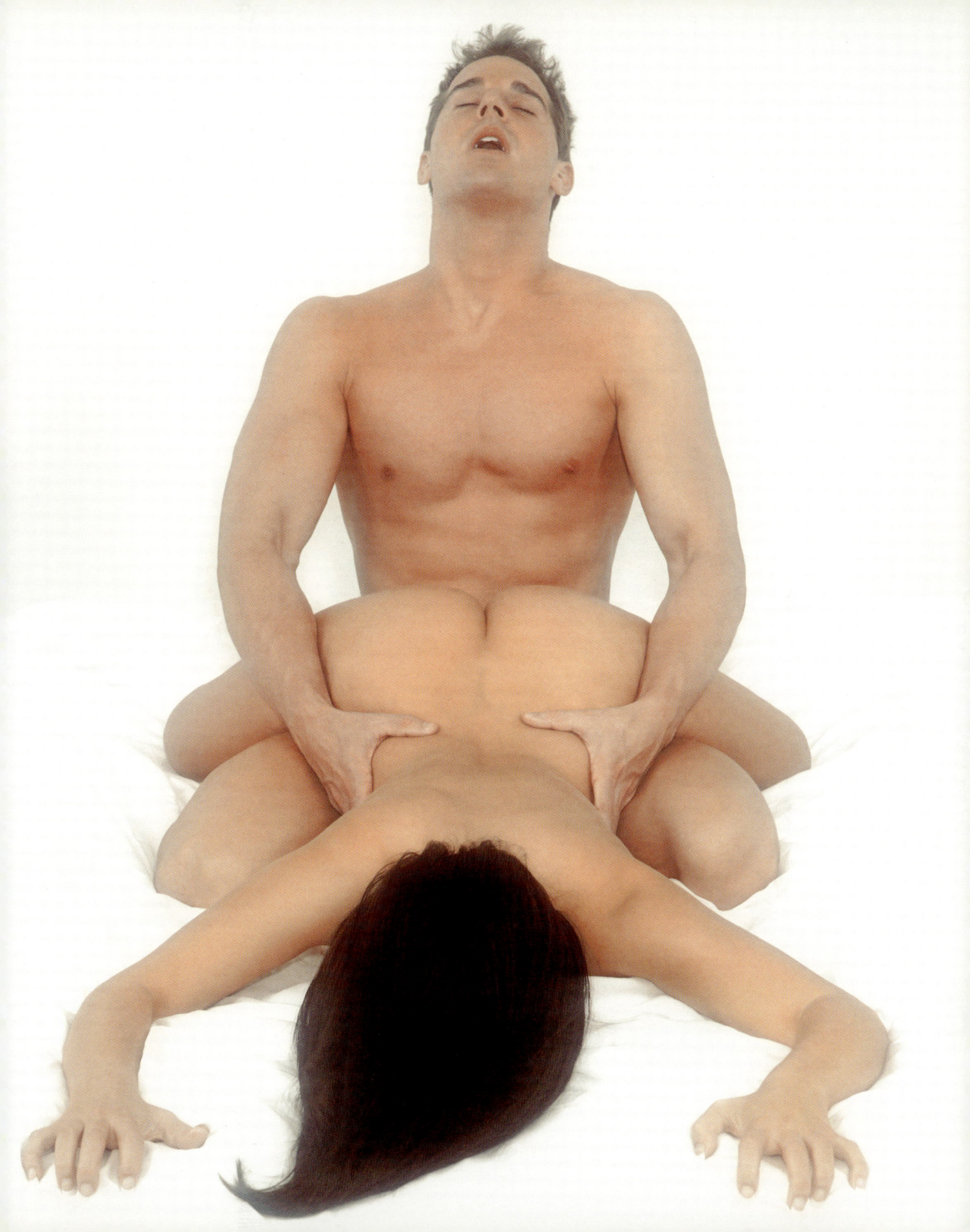

Ein Löffel Zucker

Ein süßer Rückzug

So geht's

Wenn Sie Ihren Partner einmal bewusster und liebevoller genießen wollen, ist diese Stellung ein Muss. Sie liegt auf der Seite vor ihm und öffnet die Beine leicht, so dass er von hinten eindringen kann. Wiegen Sie sich langsam zum Orgasmus, und konzentrieren Sie sich dabei auf seine warmen Hände, die jeden Zentimeter Ihres Körpers erforschen.

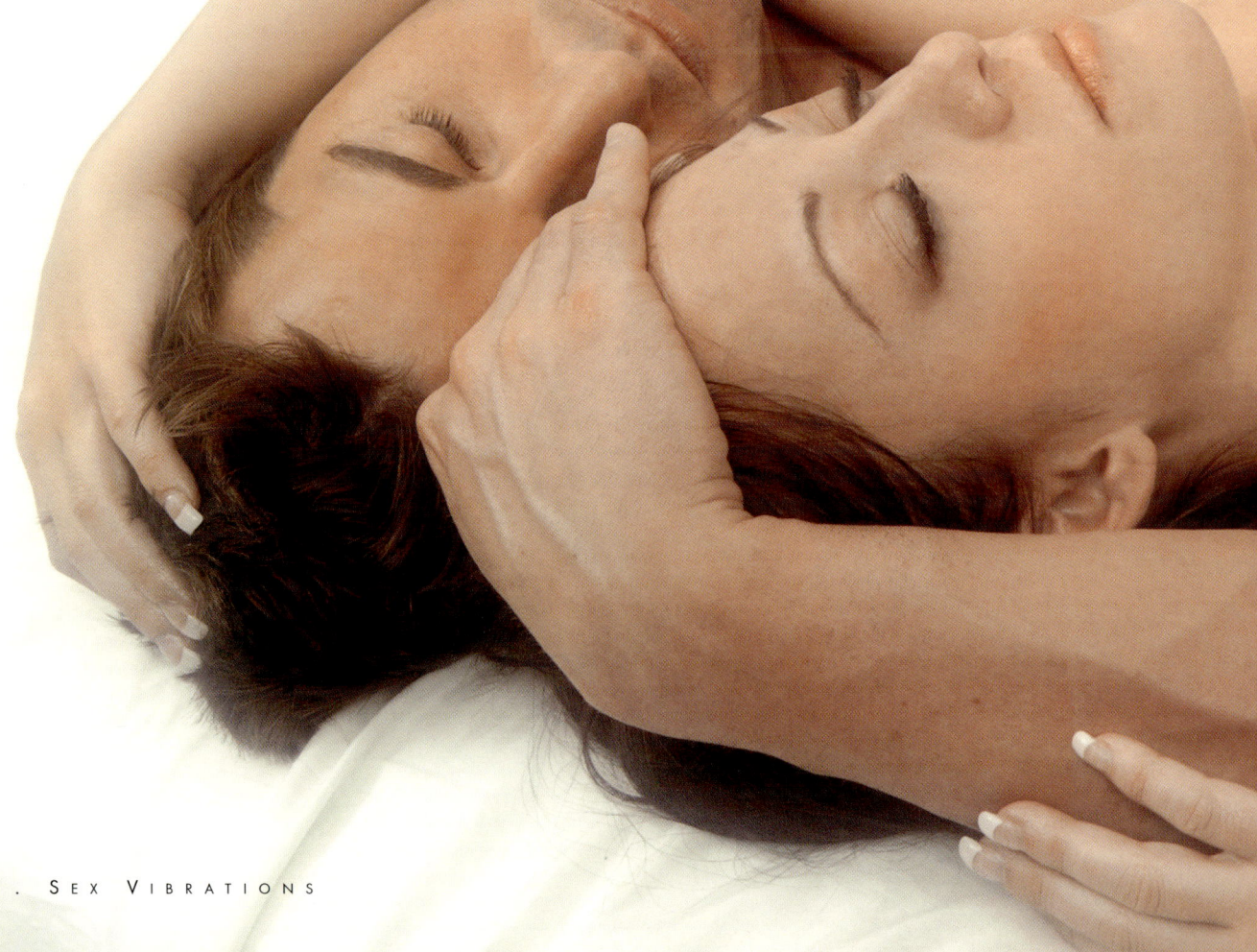

WÄHLEN SIE IHR EROTISCHES ABENTEUER SELBST

Es kann auch erregend sein, auf das Eindringen zu verzichten und einander nur zu berühren, bis Sie es nicht mehr aushalten! Diese Löffelstellung ist ideal für ein intensives Vorspiel, bei dem Sie einander berühren, küssen und streicheln können, bis die Hitze unerträglich wird. Zudem haben Sie hier sehr viel Hautkontakt. Besprechen Sie, was tabu ist, und halten Sie durch, solange Sie können. Glauben Sie mir: Wenn Sie versuchen, Sex zu vermeiden, werden Sie erst recht scharf darauf! Und wenn Sie dann schwach werden, steht Ihnen ein Orgasmus jenseits der Richter-Skala bevor!

◎ WAS HAT SIE DAVON?

In dieser sehr intimen Stellung kann er seine Gefühle durch langsame, sinnliche Zärtlichkeiten ausdrücken. Der Hals einer Frau ist eine höchst erogene Zone, und wenn er sich in dieser Löffelstellung an Sie gekuschelt hat, kann er diese empfindliche und oft vernachlässigte Stelle mühelos necken, lecken und küssen.

◎ WAS HAT ER DAVON?

Der enge Körperkontakt schickt einen Schwall Glückshormone ins Lustzentrum des Gehirns. Wenn Sie ihren Körper erforschen, lernen Sie, was sie mag und was Sie noch mehr mögen! Ermutigen Sie die Partnerin, offen zu sagen, was ihr gefällt und wo Ihre Hände länger verweilen sollen.

SCHAUKEL-PFERD

Auf zum Abrocken!

SO GEHT'S

Wenn Sie Lust auf ein G-Punkt-Menü haben, ist das Schaukelpferd genau richtig. Er sitzt auf den Unterschenkeln oder (wenn er Kniebeschwerden hat) streckt die leicht gebeugten Beine nach vorne. Sie setzt sich, ihm zugewandt, auf seinen Schoß, legt die Füße aufs Bett und führt seinen harten Penis in ihre Vagina ein. Er hält sie am Rücken fest. Sie stützt sich mit den Händen auf dem Bett ab, hebt langsam die Beine und legt sie auf seine Schultern. Dann hält sie sich an seinen Unterarmen fest oder stützt sich weiter auf dem Bett ab. Synchronisieren Sie Ihren Rhythmus so, dass Sie gemeinsam hin und her schaukeln.

◎ WAS HAT SIE DAVON?

In dieser Stellung erreicht er den Höhepunkt wahrscheinlich nicht so schnell und kann sich daher auf Ihre Lust konzentrieren! Wenn er Sie mit einem Arm halten kann, ist eine Hand frei, um Ihre Klitoris zu massieren. Bewegungen sind hier etwas eingeschränkt; darum muss er sanft die Hüften drehen und nach vorne und hinten schwingen, um in Ihnen zu bleiben.

◎ WAS HAT ER DAVON?

Sie steuern die Bewegungen, und die Partnerin vertraut darauf, dass Sie beide dank Ihrer Kraft im Gleichgewicht bleiben und synchron schaukeln. Sie halten lange durch und fühlen sich daher wie ein Hengst! Wenn sie wilderen Sex möchte, kann sie sich zurücklehnen und mit den Händen auf dem Bett abstützen, damit Sie tiefer stoßen können.

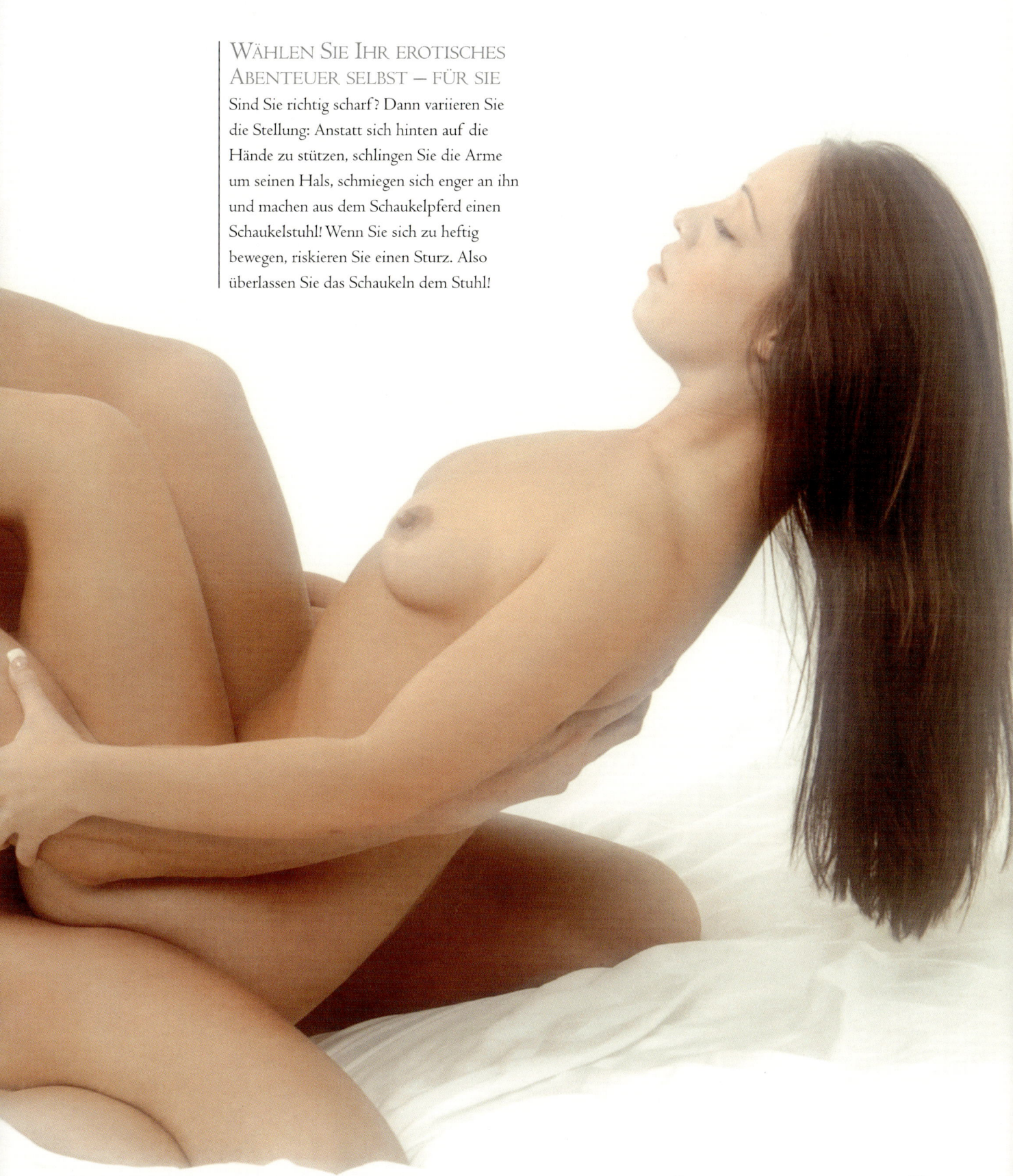

WÄHLEN SIE IHR EROTISCHES ABENTEUER SELBST – FÜR SIE

Sind Sie richtig scharf? Dann variieren Sie
die Stellung: Anstatt sich hinten auf die
Hände zu stützen, schlingen Sie die Arme
um seinen Hals, schmiegen sich enger an ihn
und machen aus dem Schaukelpferd einen
Schaukelstuhl! Wenn Sie sich zu heftig
bewegen, riskieren Sie einen Sturz. Also
überlassen Sie das Schaukeln dem Stuhl!

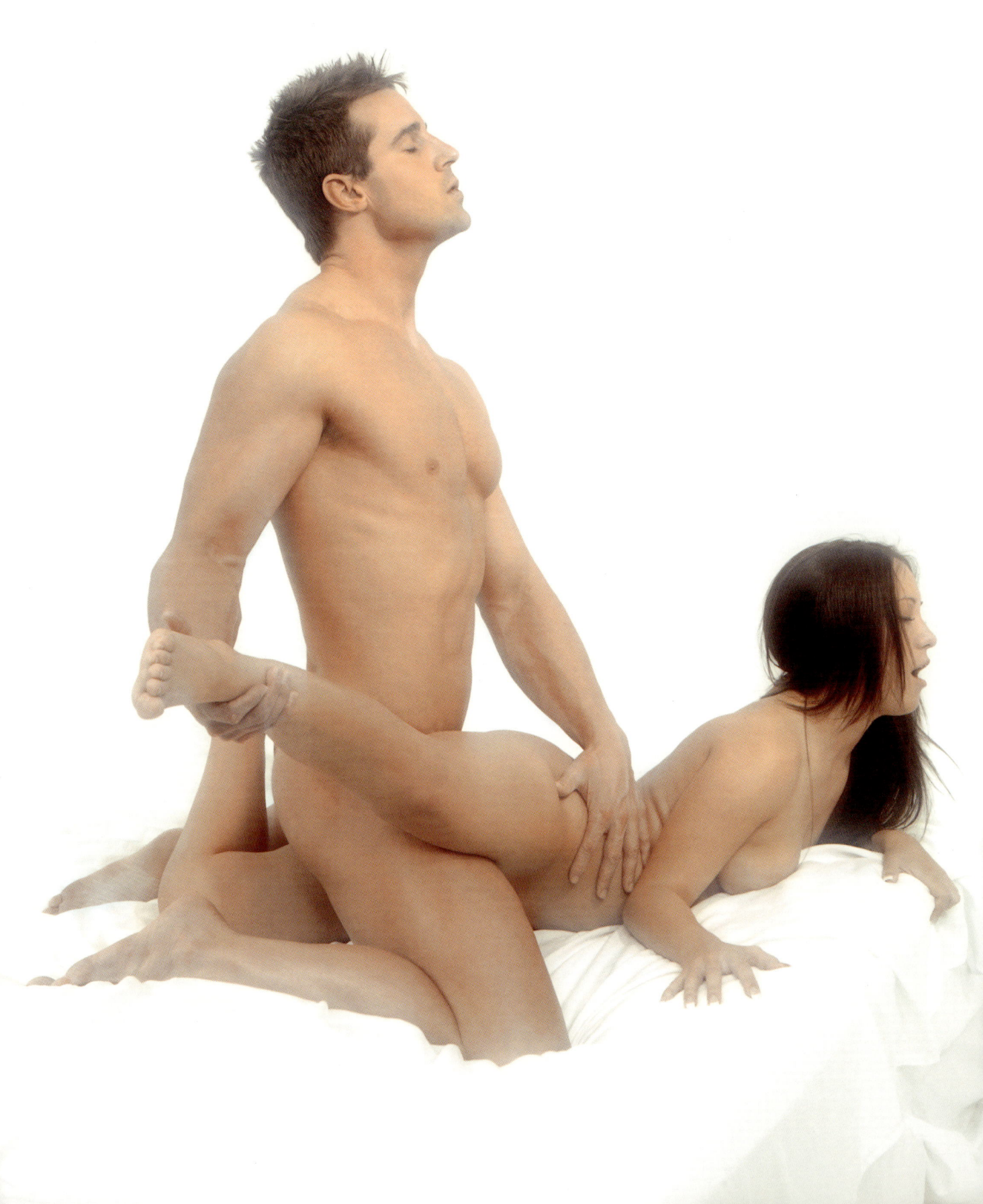

SINNLICHE ARMBRUST

Er wählt die Waffen

SO GEHT'S

Sie liegt auf dem Bauch, er kniet zwischen ihren Beinen, die sie wie eine Schere öffnet. Eines ihrer Beine liegt zwischen seinen Schenkeln. Während er von hinten eindringt, hebt er ihr anderes Bein hoch, so dass es ganz gestreckt ist. Er hält es am Knöchel fest und legt die andere Hand auf ihre Hüfte, um seinen Liebespfeil zu lenken!

◎ WAS HAT SIE DAVON?

Wenn Unterwürfigkeit Sie reizt, sollten Sie diese Stellung probieren! Er hat hier alles im Griff – die Bewegung, die Stöße und das Tempo. Da er in einem leichten Winkel eindringt, sind die Stöße etwas flach, und das ist ein Hochgenuss für Sie! Die Sinnliche Armbrust verwöhnt auch Bereiche Ihrer Vagina, die sonst nicht stimuliert werden. Noch heißer wird es, wenn Sie sich an der Bettkante abstützen und mit kreisenden Hüften an das Becken des Partners pressen.

◎ WAS HAT ER DAVON?

Ihre Männlichkeit ist entblößt, wenn Sie zum entscheidenden Stoß ansetzen. Sie können ihr Bein so hoch halten, wie Sie wollen, und sie ziemlich kräftig zu sich heranziehen, um Ihre animalischen Triebe zu befriedigen. Hier bieten sich einige Rollenspiele an: Ritter und Dame, Popstar und Groupie, Tarzan und Jane … Lassen Sie sich von Ihrer Fantasie auf ungeahnte Höhen führen. In dieser Stellung halten Sie lange durch; also spielen Sie mit ihr!

LANGLEBIGE LIEBE

Das Tantra entstand um 3000 v. Chr. Es ermöglicht stundenlangen Sex. Beginnen Sie mit Stößen nach folgendem Muster: neunmal schnell und tief, einmal langsam und flach; achtmal tief, zweimal flach; siebenmal tief und so weiter. Diese alten Knaben kannten sich wirklich aus! Ihre flachen Stöße massierten den G-Punkt der Partnerin 5000 Jahre, bevor die Wissenschaft ihn entdeckte.

SCHLITTENFAHRT

Subtil erregt ...

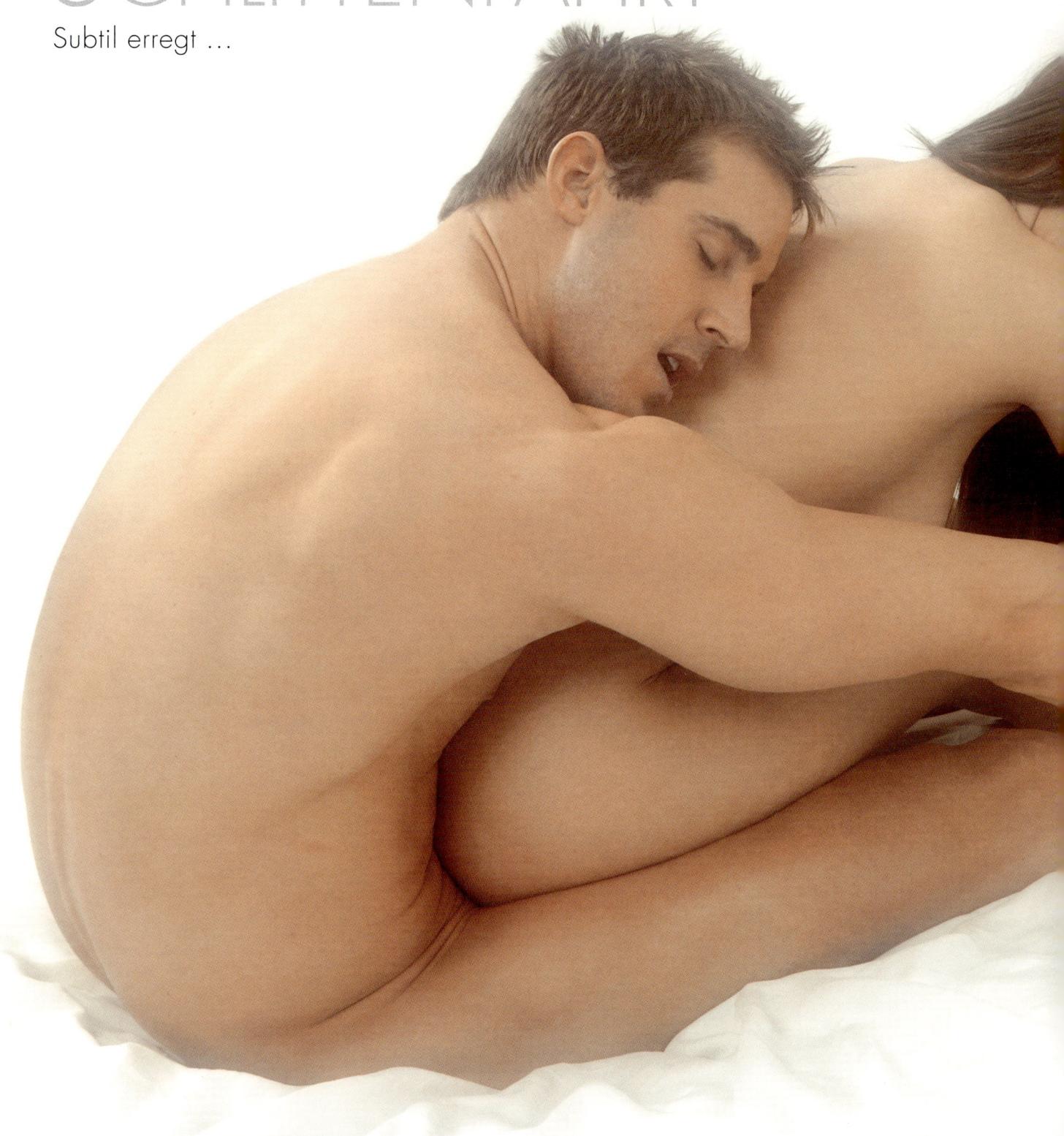

So geht's

Obwohl die Schlittenfahrt sich als sanfte Alternative zu einigen energischeren Stellungen eignet, ist sie nicht weniger befriedigend und stellt eine großartige Ergänzung Ihres sexuellen Repertoires dar. Zunächst sitzt er aufrecht und streckt die Beine nach vorne. Sie setzt sich auf seinen erigierten Penis und beugt sich langsam nach vorne. Er schmiegt sich an sie, als wollten die beiden zusammen Schlitten fahren. Die Bewegungen sind sehr sanft, die Stöße fast unmerklich. Erzeugen Sie Wellen, indem Sie sich auf kleine, aber stimulierende Drehbewegungen und pulsierende Kontraktionen der Beckenbodenmuskeln konzentrieren. Das hört sich einfach an, aber unterschätzen Sie nicht die Macht des subtilen Drucks! Synchronisieren Sie die Atmung und genießen Sie ein wahrhaft entspannendes und spirituelles Erlebnis.

◎ Was hat sie davon?

Sie sehnen sich nach Intimität? Hier wird Ihr Wunsch erfüllt. Der Partner kuschelt sich an Sie, Sie bekommen mehr Hautkontakt, und Ihr ganzer Körper vibriert. Er kann Ihren Brüsten die verdiente Aufmerksamkeit schenken. Sie haben das Sagen, also reizen Sie ihn, indem Sie Ihren Beckenboden kontrahieren – das macht ihn wild! Freuen Sie sich auf seine Reaktion!

◎ Was hat er davon?

Wenn sie sich nach vorne beugt, übt sie Druck auf Ihren Penis aus, und das macht Sie heiß. Hinzu kommt, dass sie Ihr pochendes Glied mit ihren Scheidenmuskeln massieren kann – es ist fast nicht auszuhalten! Und wenn sie auch noch Ihre Hoden streichelt und daran denkt, Ihren überaus empfindlichen Damm zu drücken, drehen Sie durch! Da Sie sich in dieser Stellung kaum bewegen, können Sie ihre Brüste streicheln und ihren Rücken mit Küssen bedecken.

So geht's

Sie liegt auf dem Bett, stützt sich auf die Ellbogen und spreizt die Beine weit. (Er kann tiefer eindringen, wenn sie ein Kissen unter den Po schiebt.) Er lässt sich, von ihr abgewandt, auf alle Viere nieder und legt die Beine an die Seiten ihres Rumpfes. Dann dringt er ein. Vielleicht braucht er etwas Übung, um den richtigen Winkel zu finden – daher reden Sie miteinander. Da diese Stellung ziemlich anspruchsvoll ist, sollten Sie dafür sorgen, dass Sie beide Ihre sexuelle Abenteuerlust genießen!

◎ Was hat sie davon?

Obwohl diese Stellung keine Intimität erlaubt, werden Sie ausreichend stimuliert, weil Klitoris und Schamlippen engen Kontakt mit seinem Becken und der Umgebung des Penis haben. Die Empfindungen im Bereich der Vagina sind intensiv! Wenn Sie ihn mit den Füßen und Armen näher zu sich heranziehen, erreichen Sie im Nu den Gipfel!

◎ Was hat er davon?

Am besten ist hier Wellenreiten (sprich: kreisförmige Bewegungen). Diese Stellung ist aufregend, weil Sie einander nicht sehen und auf andere Art Zärtlichkeiten austauschen.

FLUTWELLE

Auf zum Surfen!

SEX IM FREIEN

Probieren Sie doch einmal Sex am Strand! Auf diese Weise können Sie die Einheit mit der Natur im wahrsten Sinne feiern. Das Köstlichste ist vielleicht das Gefühl der frischen Luft, die den nackten Körper küsst, oder die Freiheit, sich in den Elementen und im Partner gleichzeitig zu verlieren. Wie dem auch sei – Sex im Freien ist eine großartige Methode, Lust auf einer höheren Ebene zu genießen.

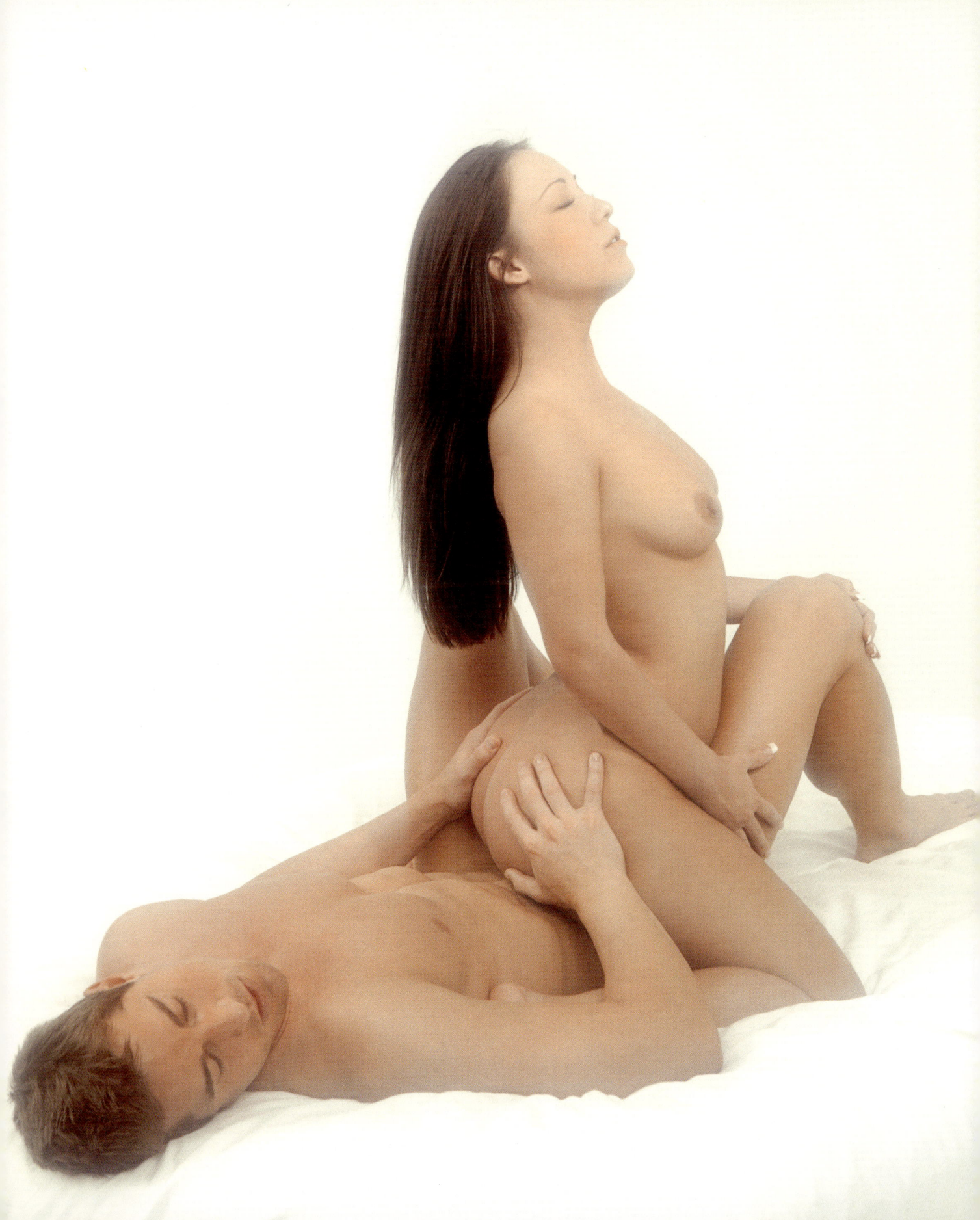

Nr. 41

DAMENSATTEL

Ein heißer Ritt!

SO GEHT'S

Er liegt auf dem Rücken, seine Beine sind leicht gebeugt und zeigen nach oben. Sie setzt sich seitwärts auf seinen erigierten Penis und hält sich an seinen Knien fest. Dann dreht sie sich ein wenig, bis sie ihm den Rücken zuwendet, und nimmt ihn mit auf einen wilden Ritt!

◎ WAS HAT SIE DAVON?

In dieser lustvollen Stellung sind Sie oben und halten die Zügel in den Händen! Sie bestimmen das Tempo, die Tiefe der Stöße und die Bewegungen. Seien Sie also kreativ! Necken Sie ihn, indem Sie sich so hochstemmen, dass sein Penis fast aus Ihrer Vagina rutscht, mit der Eichel unter dem Eingang schwebt, ihn umkreist und dann tief eintaucht. Oder lassen Sie eine Minute das Becken kreisen, gehen Sie dann zu schnellen Auf-und-ab-Bewegungen über, und sinken Sie zum Schluss tief. Kontrahieren und entspannen Sie Ihre Beckenbodenmuskeln abwechselnd, und reiben Sie die Brüste an seinen Beinen. Tun Sie, was Ihnen Spaß macht – es ist erregend, ihn im Unklaren zu lassen. Reite ihn, Cowgirl!

◎ WAS HAT ER DAVON?

Bleiben Sie liegen, und genießen Sie den Ritt! Wenn Sie unternehmungslustig sind, können Sie das Becken anheben, um sich unter der Reiterin ein wenig aufzubäumen. Oder ergötzen Sie sich einfach an ihrem hüpfenden Po. Sie lenkt das Pferd, und Sie lassen sich führen. Es kann ein langer Ritt für Sie beide werden!

Nr. 42

HEISSE SCHERE

Ein scharfer Schnitt

SO GEHT'S

Sie liegt auf dem Rücken, ihr Po befindet sich an der Bettkante. Die Beine streckt sie nach oben. Er kniet vor dem
Bett, am besten auf einem Kissen, um es bequemer zu haben
und leichter eindringen zu können. Nach dem Eindringen
packt er ihre Beine, kreuzt sie und hält sie vor sein Gesicht.
Dann kreuzt und öffnet er ihre Beine während der gesamten
Heißen Schere!

◎ WAS HAT SIE DAVON?

Es ist ein köstliches Gefühl, wenn die
Vagina erst zusammengepresst wird
und sich dann beim Stoßen weit öffnet.
Schauer der Erregung wandern Ihre
gestreckte Wirbelsäule entlang nach
oben. Zögern Sie nicht, die Brüste
oder die Klitoris zu streicheln, um den
taktilen Sinnesgenuss zu steigern (siehe
ganz rechts).

◎ WAS HAT ER DAVON?

Wenn Sie gerne hübsche Beine bewundern, ist dies eine fantastische Stellung
für Sie. Oder machen Brüste Sie heiß?
Hier haben Sie einen perfekten Aus-
blick und können die Partnerin in Fahrt
bringen, indem Sie genau beschreiben,
was Sie mit ihren Brüsten anstellen
wollen – streicheln, beißen, lecken,
kneifen …. Wenn Sie Glück haben,
spielt sie mit sich selbst und steigert
dadurch Ihre Sinnesfreuden. Es ist ein
sportlicher Hochgenuss, ihre Beine zu
kreuzen, um den Penis aufzupumpen,
bis er reif für den Orgasmus ist.

BRÜSTEN SIE SICH VOR IHM

Da Ihre Hände frei sind, können Sie Ihrem
Partner eine heiße Show bieten, indem Sie
Ihre Brüste streicheln!

Berühren Sie die Brüste sanft, und achten Sie darauf, wie sie sich anfühlen –
glatt, schwer, leicht, voll, schlank … Spüren
Sie ihren Konturen nach, und streicheln
Sie weiter. Drücken Sie Ihre Lust mit
Worten oder mit einem leisen Stöhnen
aus, bis er total ausrastet.

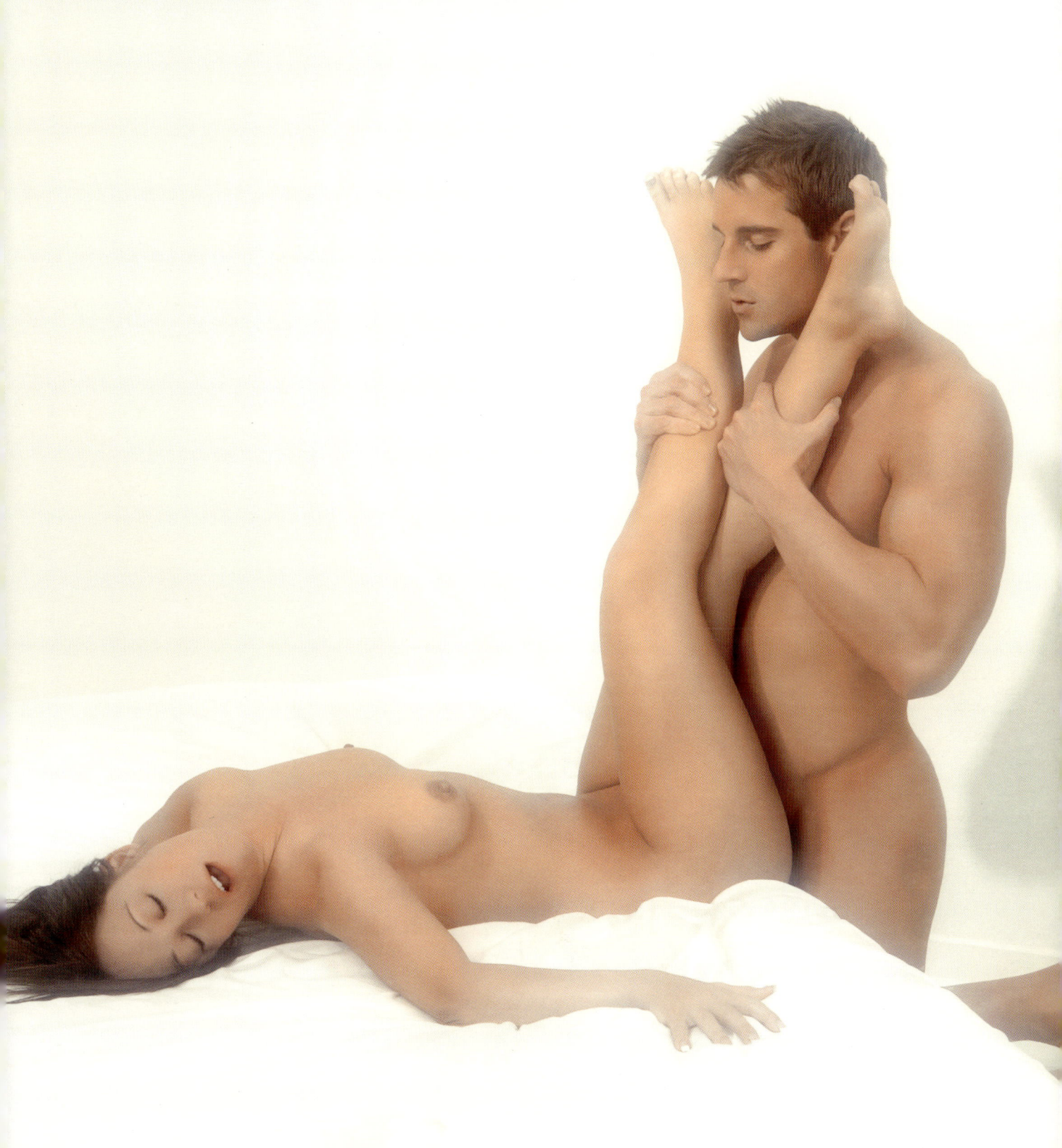

EIN WUNSCH FREI

Mündliche Überlieferung

SO GEHT'S

Beim heißen Liebesspiel schlüpft sie in die Rolle eines Flaschengeistes und tut so, als habe der Partner sich einen markerschütternden Orgasmus gewünscht!

Sie verwöhnt ihn mit einer Ganzkörpermassage mit einem speziellen Öl, um seine verspannten Muskeln zu lockern. Er liegt auf dem Bauch, und sie widmet sich seinem Rücken, seinem Po und seinen Beinen. Sie kann den Druck variieren und ihn fragen, was ihm Spaß macht. Dann dreht er sich um, und sie massiert seine Brust sinnlich und ausgiebig, um ihn auf das Hauptgericht vorzubereiten. Zum Schluss massiert sie langsam nach unten und bündelt ihre sexuelle Energie, um seine Träume wahr zu machen!

◎ WAS HAT SIE DAVON?

Sie servieren einen köstlichen Leckerbissen!

◎ WAS HAT ER DAVON?

Sie erhalten schöne Erinnerungen, die sich auch Ihrem Körper einprägen!

ON THE ROCKS

Stellen Sie vor dem Sex ein Glas mit Eiswürfeln ans Bett. Reiben Sie einen kleinen Würfel über die Innenseite der Oberschenkel, und bearbeiten Sie damit sanft die Umgebung der Klitoris. Wenn Sie heiß werden, schieben Sie das Eis in die Vagina und lassen es schmelzen. Dann reiben Sie seinen Penis mit Eis ab. Das macht ihn verrückt!

Oraltechniken (für seine Lust)

Da jeder Mann anders ist, müssen Sie ein wenig experimentieren, um herauszufinden, was ihn antörnt. Die folgenden Tipps zeigen Ihnen die Richtung (natürlich südwärts!):

- Die männlichen Genitalien sind sehr schmerzempfindlich. Achten Sie daher auf Ihre Zähne!
- Sie müssen das Glied nicht ganz aufnehmen. Es ist sehr lustvoll für ihn, wenn Sie den Penis mit Mund und Händen stimulieren.

- Wenden Sie beim Lecken oder Küssen unterschiedliche Techniken an, aber wechseln Sie die Technik nicht zu schnell – er braucht auch anhaltende Stimulation.
- Lecken Sie von den Hoden bis zur Penisspitze, wie bei einem Lutscher.
- Es fühlt sich gut an, wenn Sie die Lippen um den Eichelrand legen.
- Die empfindlichste Stelle ist die Eichel, vor allem das Bändchen, das sie mit dem Penisschaft verbindet. Erforschen Sie diesen Bereich sorgfältig!

- Auch den sensitiven Damm zwischen Hoden und After sollten Sie verwöhnen.
- Summen Sie beim Saugen! Das erzeugt Schwingungen, die manche Männer lieben.
- Schlucken Sie Sperma nur, wenn Sie wollen. Aber hören Sie nicht abrupt auf, wenn er dem Orgasmus nahe ist – sonst verfehlen Sie womöglich den Zweck der Übung.

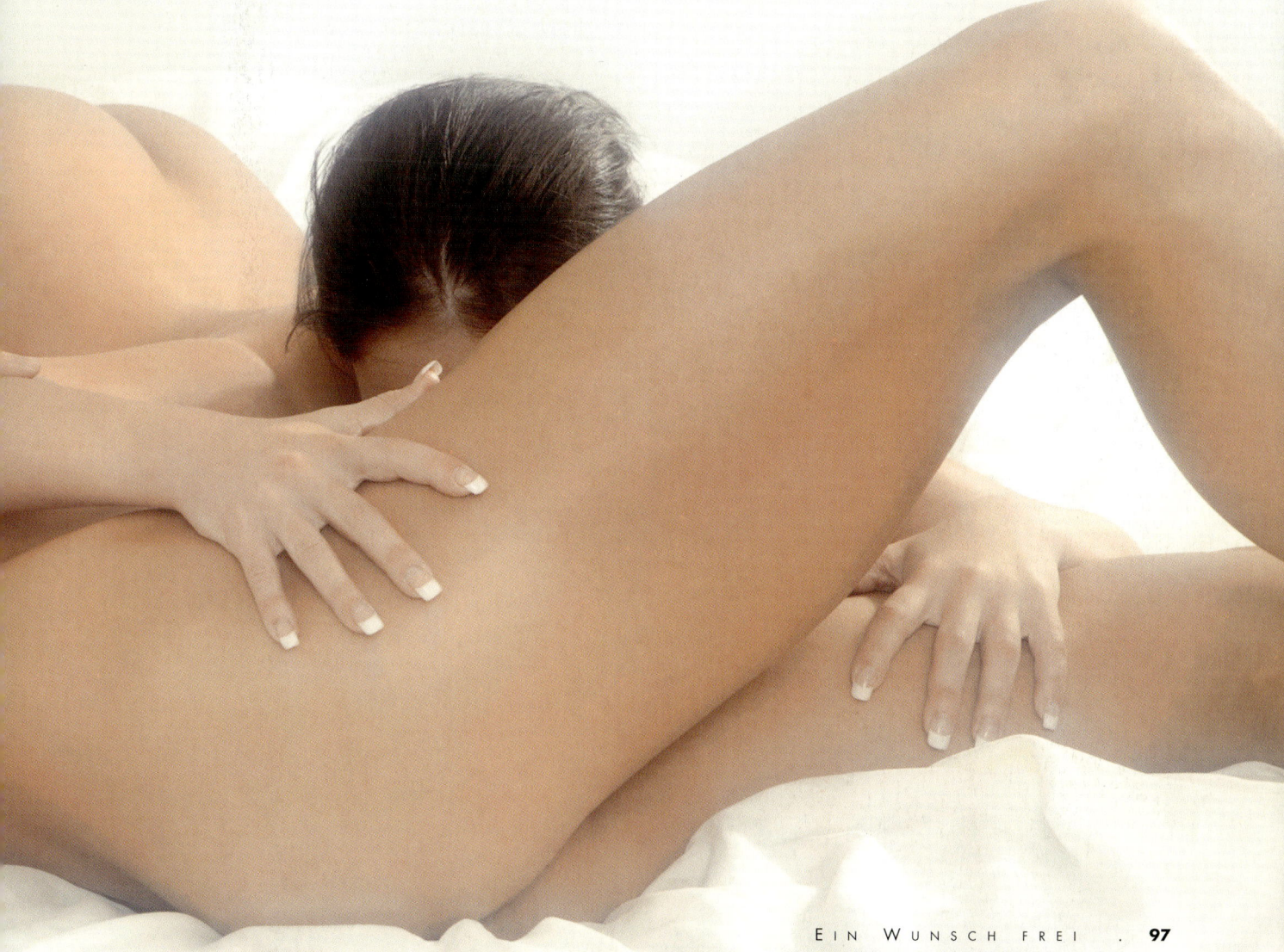

Nr. 44

KÖNIGIN FÜR EINEN TAG

Die Vorzugsbehandlung

So geht's

Wenn er sie mit diesem Leckerbissen verwöhnt, fühlt sie sich als Königin! Sie beginnt mit königlichen Befehlen wie »Tauch nicht gleich nach meiner Klitoris!« und überlässt die erotische Szene dann ihm. Er bringt sie mit Kerzen, Kissen und Aphrodisiaka oder Ölen in Stimmung.

Er küsst ihre Lippen, ihre Brüste und ihren Bauch. Dann streichelt er sie sanft mit den Fingerspitzen und sagt ihr, wie schön sie ist. Erst wenn sie entspannt und bereit ist, beugt er sich zwischen ihre Schenkel und bläst, streichelt und knabbert seinen Weg zur verbotenen Frucht.

◎ Was hat sie davon?

Ihre Wünsche sind ihm Befehl.

◎ Was hat er davon?

Sie werden ein geschätztes Mitglied des »inneren Kreises« bei Hofe.

Sex-Requisiten

Hört zu, Jungs! Ihr braucht euch beim Oralsex nicht auf Mund und Finger zu beschränken. Da die Zunge und die Finger nicht vibrieren und pulsieren, könnt ihr die Partnerin damit nicht unbegrenzt stimulieren. Außerdem kann oraler Sex ermüden. Hier können euch Vibratoren, gekrümmte Dildos (für den G-Punkt), Klitoris-Stimulatoren und andere Utensilien helfen und eurem sexuellen Repertoire ein wenig Würze geben!

Oraltechniken (für ihre Lust):

Jede Frau hat andere Vorlieben und Abneigungen, was Oralsex anbelangt. Aber mit etwas Hingabe entdecken Sie bald die besonderen Stellen und Techniken, die sie wild machen. Hier sind einige Richtlinien für den Start:

- Die Klitoris hat mehr Nervenenden als die ganze Eichel – seien Sie also behutsam!
- Sagen Sie ihr, wie gut sie aussieht, duftet und schmeckt.
- Bearbeiten Sie nicht sofort die Klitoris, sondern küssen und lecken Sie zuerst die Oberschenkel und die Vulva.
- Fragen Sie, was ihr gefällt. Sie sollte zumindest sagen: »Stärker!«, »Langsamer!« oder »Mehr Kreise!«

- Seien Sie vielseitig. Wenn Sie die gleiche Bewegung ständig wiederholen, wird die Partnerin womöglich unempfindlich dagegen.
- Wenn sie stärker erregt ist, schieben Sie einen oder zwei Finger in die Vagina und experimentieren mit den Bewegungen und dem Druck.
- Anders als Männer genießen Frauen während des Orgasmus starke Stimulation. Machen Sie also weiter, bis sie »Stopp!« sagt.
- Streicheln und halten Sie die Partnerin beim Orgasmus weiter, und aalen Sie sich in ihrem Nachglühen.

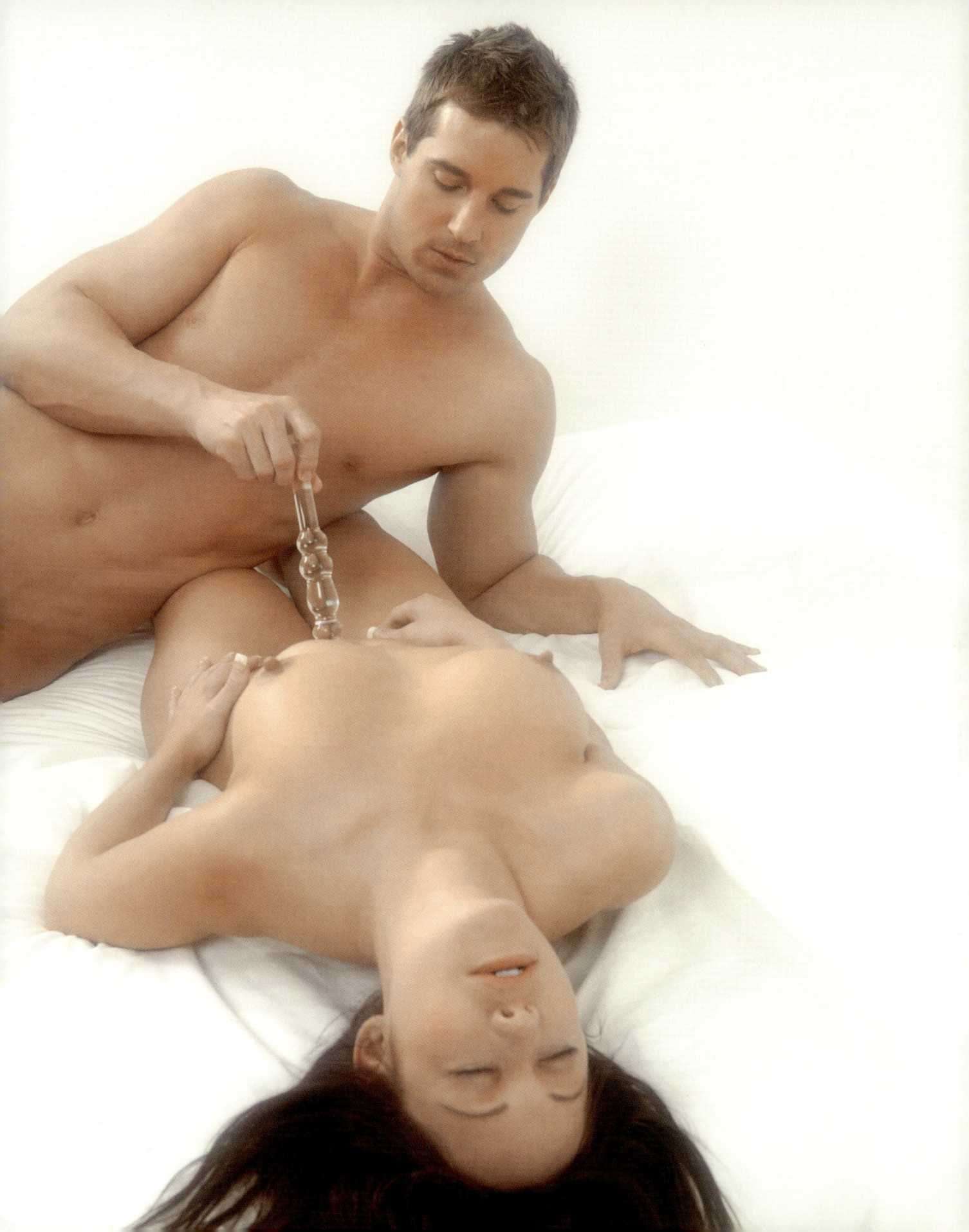

Nr. 45

BETTGESCHICHTEN

Ein frivoler Schlummertrunk

SO GEHT'S

Plaudern Sie Ihre Fantasien aus – es ist Zeit für die Beichte!
Er dringt in Stellung 5 (Po-Polka, Seite 20) von hinten ein
und deckt sie mit seinem heißen Körper zu. Jetzt ist seine
Gefangene sein Publikum, und er kann sie mit seinen
geheimsten Sehnsüchten aufreizen.

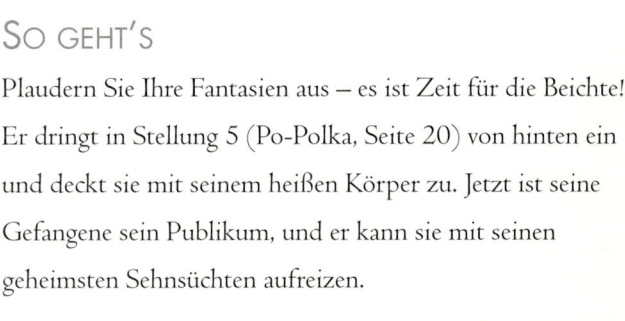

◎ WAS HAT SIE DAVON?

Heißen Sex mit intimen Fantasien als
scharfer Zugabe.

◎ WAS HAT ER DAVON?

Sie können das Thema »gewagter Sex«
auf eine Weise anschneiden, die Sie
beide experimentierwilliger macht.

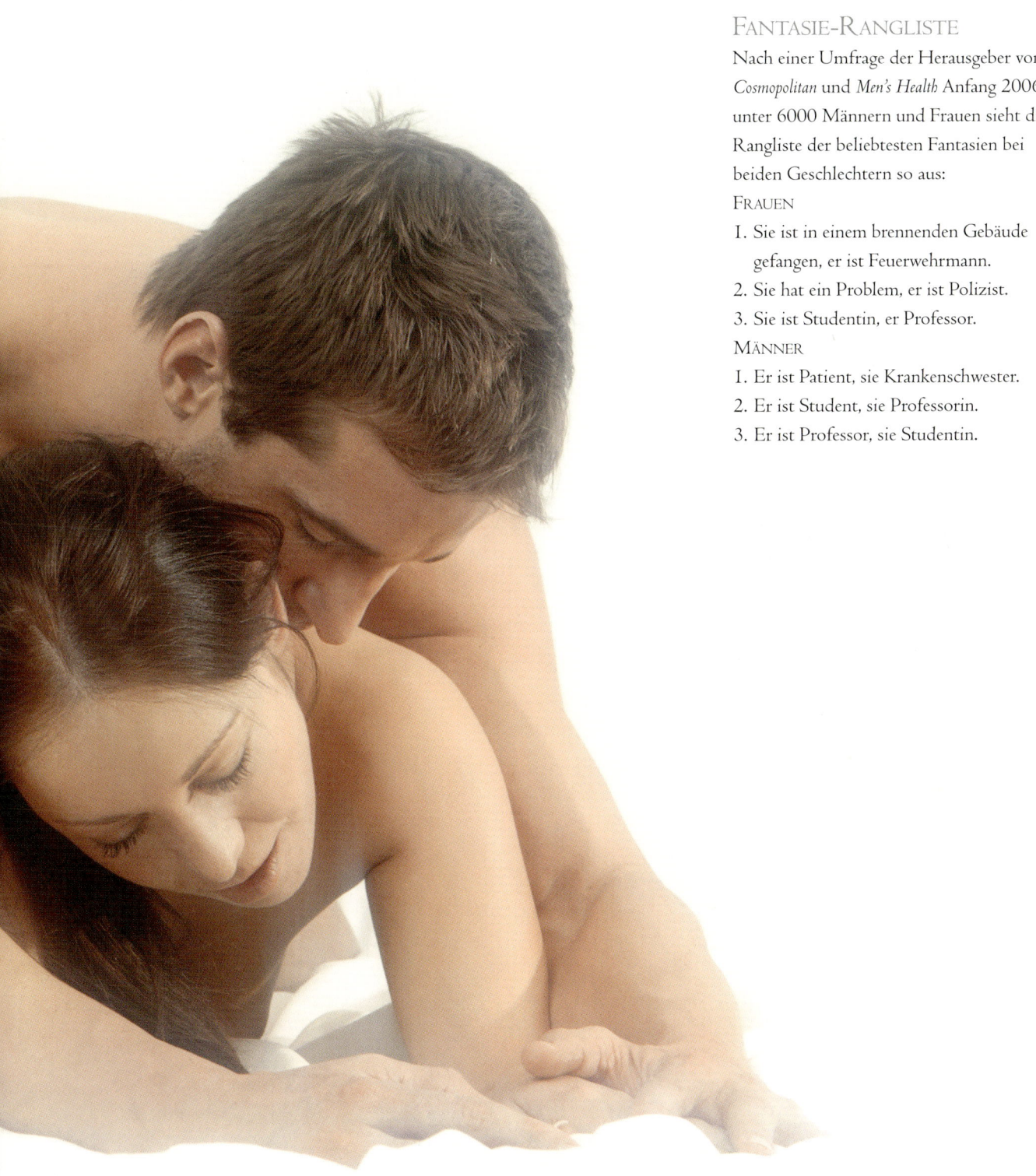

FANTASIE-RANGLISTE

Nach einer Umfrage der Herausgeber von *Cosmopolitan* und *Men's Health* Anfang 2006 unter 6000 Männern und Frauen sieht die Rangliste der beliebtesten Fantasien bei beiden Geschlechtern so aus:

FRAUEN

1. Sie ist in einem brennenden Gebäude gefangen, er ist Feuerwehrmann.
2. Sie hat ein Problem, er ist Polizist.
3. Sie ist Studentin, er Professor.

MÄNNER

1. Er ist Patient, sie Krankenschwester.
2. Er ist Student, sie Professorin.
3. Er ist Professor, sie Studentin.

Nr. 46

X-SPIELE

Die Wände hochklettern …

SO GEHT'S

Ein wenig Gewandtheit bringt Würze ins Sexleben – diese Stellung ist der Beweis. Er liegt nur mit dem Kopf, den Schultern und dem oberen Rücken auf dem Bett; seine Beine lehnen gestreckt an der Wand. Sie wendet ihm den Rücken zu, stützt sich an der Wand ab und hockt sich auf seinen erigierten Penis. Das Eindringen sollte behutsam erfolgen; dann kann er ihren Po halten und mit dem Stoßen beginnen.

◎ WAS HAT SIE DAVON?

Prahlen Sie mit Ihrem tollen Körper, wenn der Partner Sie befummelt, wie immer es ihm gefällt! In dieser Stellung reibt sein Penis Ihre vordere Scheidenwand und den G-Punkt – ein Hochgenuss für Sie. Da Sie stehen, haben Sie das Kommando, und das Stoßen ist einfach. Lassen Sie sich mit kreisenden Bewegungen halb auf den Penis sinken, und greifen Sie dann nach seinen Hoden. Er wird ausrasten!

◎ WAS HAT ER DAVON?

Sie müssen etwas härter arbeiten als im Liegen, aber der Anblick und die prickelnden Empfindungen sind Lohn genug. Außerdem trainieren Sie Ihre Bauchmuskeln.

SEX IM STEHEN

Ein Problem beim Sex im Stehen ist oft die unterschiedliche Größe. Das macht diese Stellung nicht unmöglich, erfordert aber einige Anpassungen.

- Gehen Sie ins Treppenhaus. Wenn sie kleiner ist, stellt er sich eine Stufe tiefer.
- Sie stehen einander gegenüber. Er beugt ein wenig die Knie und dringt ein.
- Sie schlingt die Arme und Beine um ihn, während er sie hochhebt. Wenn er müde wird, kann er sich an die Wand lehnen, um die Belastung zu verringern.
- Ziehen Sie hochhackige Schuhe an. Es gibt keinen besseren Grund, im Schlafzimmer sexy Pfennigabsätze zu tragen.

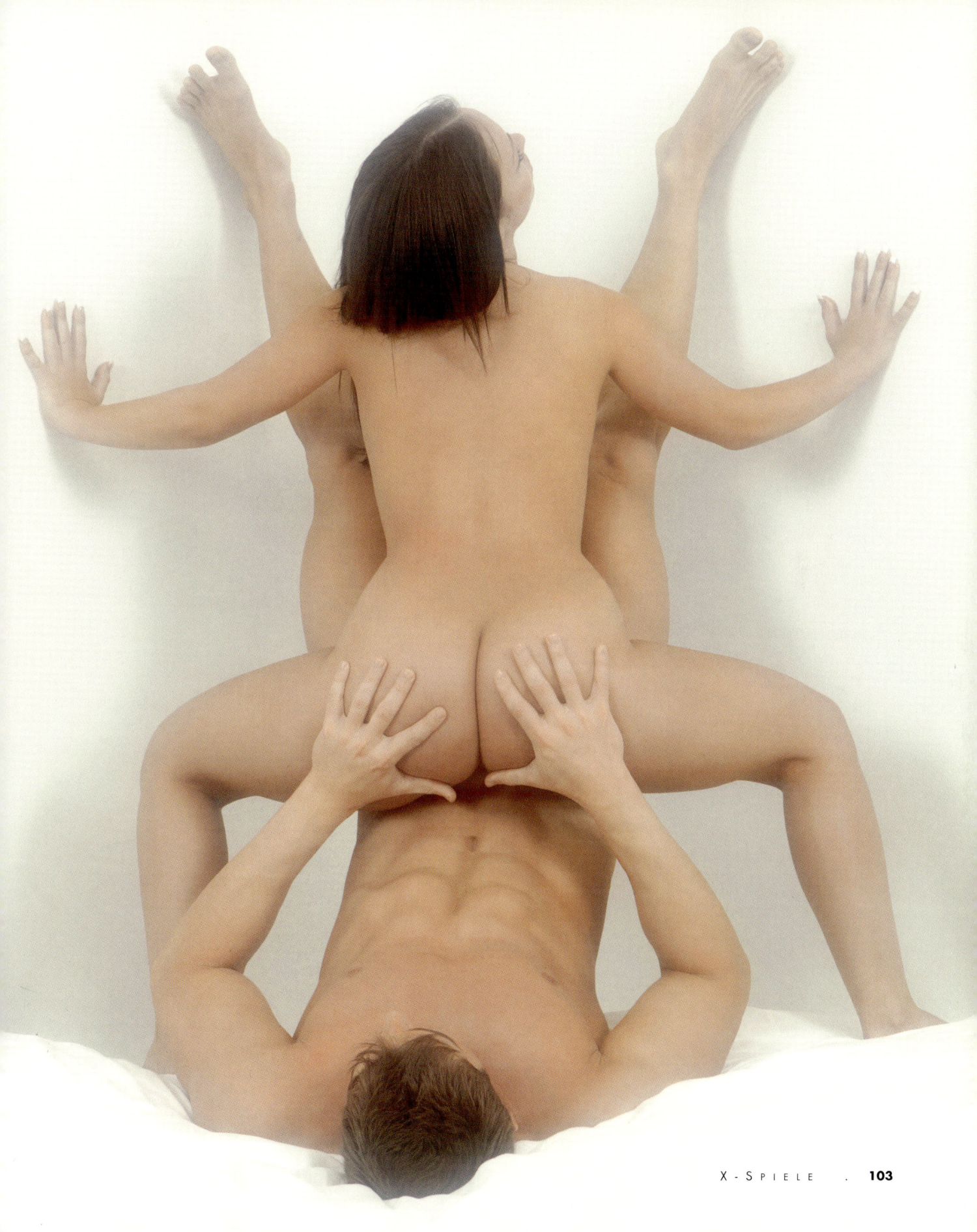

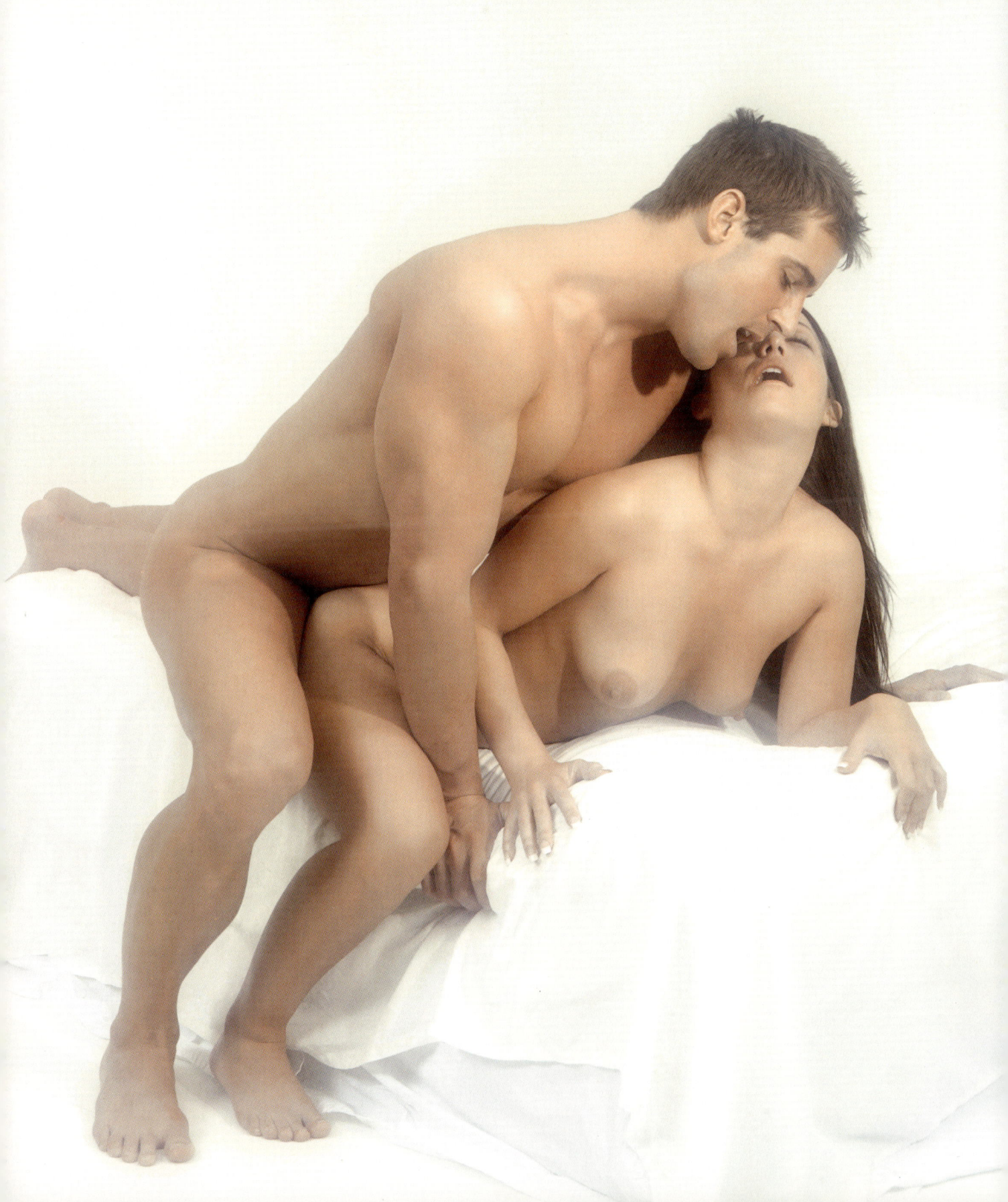

RANDGRUPPE

Mit Bodenhaftung

SO GEHT'S

Sie liegt auf dem Bauch und beugt sich über den Bettrand. Ein Bein stellt sie auf den Boden, das andere streckt sie nach hinten. Er legt sich auf sie und dringt von hinten ein, halb auf dem Bett, halb auf dem Fußboden. Eine prickelnde Stellung!

◎ WAS HAT SIE DAVON?

Diese Stellung ist ideal für wilden Sex und tiefes Eindringen. Zudem können Sie sich auf dem Fußboden abstützen, um die Stöße noch zu verstärken! Sein Penis trifft Ihren hochempfindlichen G-Punkt, und das Animalische an diesem sexuellen Erlebnis gibt Ihnen Energie für noch frivolere Abenteuer. Selbst der sanfteste Mann lässt sich als Teil dieser Randgruppe gehen.

◎ WAS HAT ER DAVON?

Diese Stellung wird Ihnen gefallen, denn Sie haben das Kommando und fühlen sich dominant. Es ist ein angenehmes Gefühl, wenn Ihre Hoden gegen die Partnerin klatschen. Außerdem haben Sie alles im Blickfeld, auch ihre wippenden Brüste.

EINFÜHRUNG IN ANALSPIELE

Jungs, seid ihr neugierig auf Analspiele und wisst nicht, wie ihr anfangen sollt? Das Wichtigste ist eine offene Aussprache mit der Partnerin. Versuchen Sie nie (lies: *niemals*), überraschend in sie einzudringen. Vielleicht braucht sie etwas Zeit, um sich an die Idee zu gewöhnen.

Trotz des Tabus, das sie umgibt, sind Analspielzeuge überaus stimulierend und können großen Spaß machen. Voraussetzung ist Geduld, Zeit und eine entspannende Umgebung. Analstöpsel und -perlen werden in den Enddarm eingeführt und stimulieren die Nerven im Bereich des Afters.

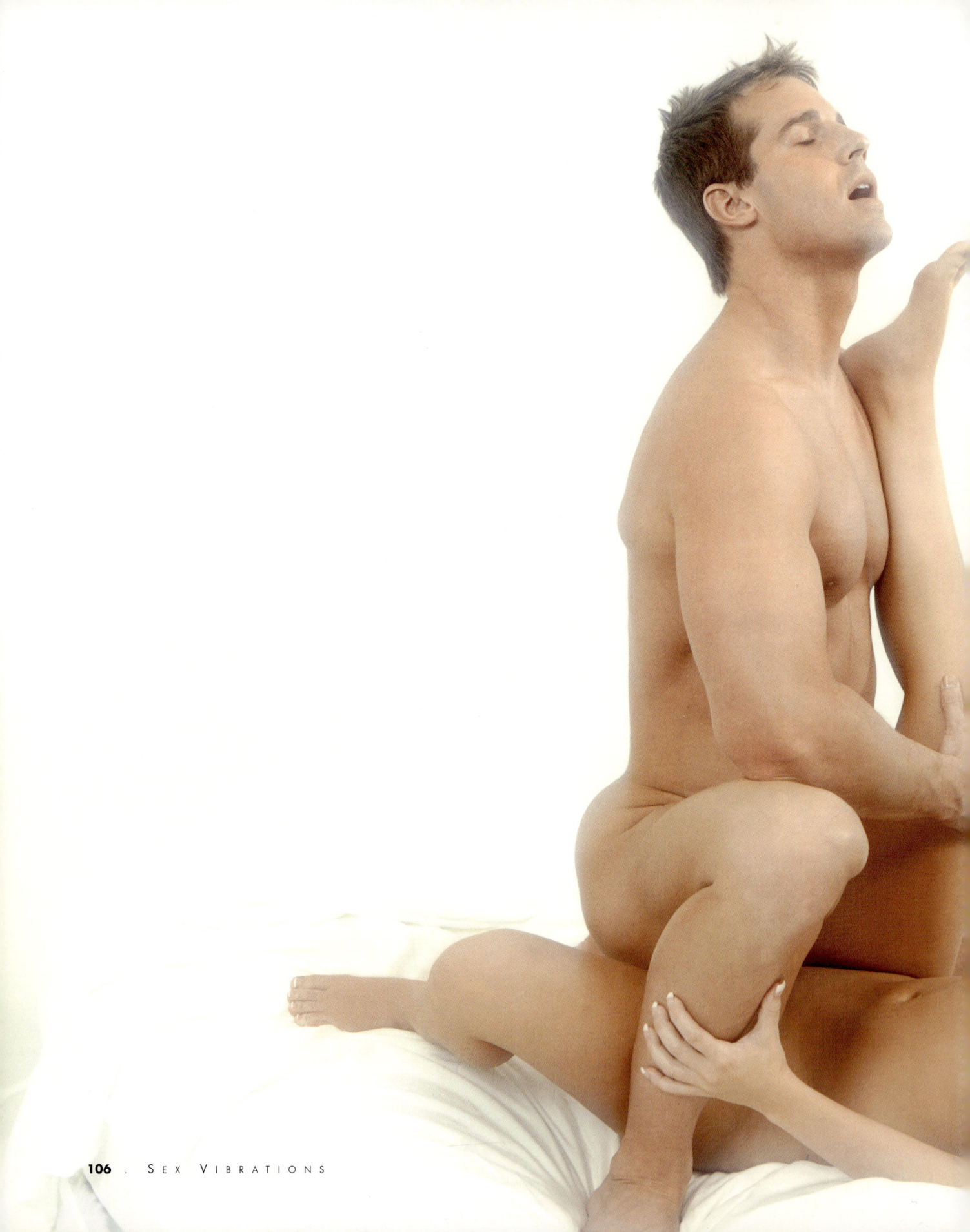

Nr. 48
GESPALTENES HOLZ
Umarmung eines Baumes

SO GEHT'S

Sie liegt auf dem Rücken und streckt ein Bein hoch in die Luft. Er kniet auf dem Bett, nimmt eines ihrer Beine zwischen die Schenkel, dringt behutsam ein und führt ihr erhobenes Bein an die Brust. Wenn sie ein Kissen unter den Po schiebt, kann er leichter und tiefer eindringen. Es ist aufregend, ihr Bein als Hebel für noch wildere Stöße zu benutzen!

◎ WAS HAT SIE DAVON?

Haben Sie sexy Beine? Hier können Sie damit angeben! Sind Sie super-geschmeidig, weil Sie dreimal in der Woche einen Yogakurs besuchen? Jetzt wird die Mühe belohnt. In dieser Stellung können Sie mit ihrem agilen, sportlichen, sexy Körper prunken. Pflegen Sie vorher Ihre Füße, denn er sieht sie aus nächster Nähe. Umso besser, wenn er auf Füße steht!

◎ WAS HAT ER DAVON?

Bei diesem sportlichen Beinheber haben Sie das Sagen! Sie können tiefer eindringen denn je, und der Blick auf Ihren erigierten Penis, der in ihrer nassen Vagina verschwindet und wieder auftaucht, macht Sie noch heißer. Sie können sie am Po packen und zu sich heranziehen, wenn die Körper einander beim Stoßen begegnen. Lassen Sie Ihren animalischen Trieben freien Lauf!

ZEHEN ALS ANTÖRNER

Verwöhnen Sie einander mit einer erotischen Fußmassage! Der Druck auf bestimmte Reflexpunkte an den Füßen soll sich positiv auf andere Körperteile auswirken und die Gesundheit verbessern. Eine Fußmassage verjüngt den Körper. Beginnen Sie mit einem leicht aroma-tisierten Bad, und trocknen Sie einander dann die Füße mit einem warmen, flauschigen Handtuch ab. Reiben Sie Öl auf die Füße des Partners, und kneten Sie jede Zehe sanft. Danach sind Sie beide total entspannt!

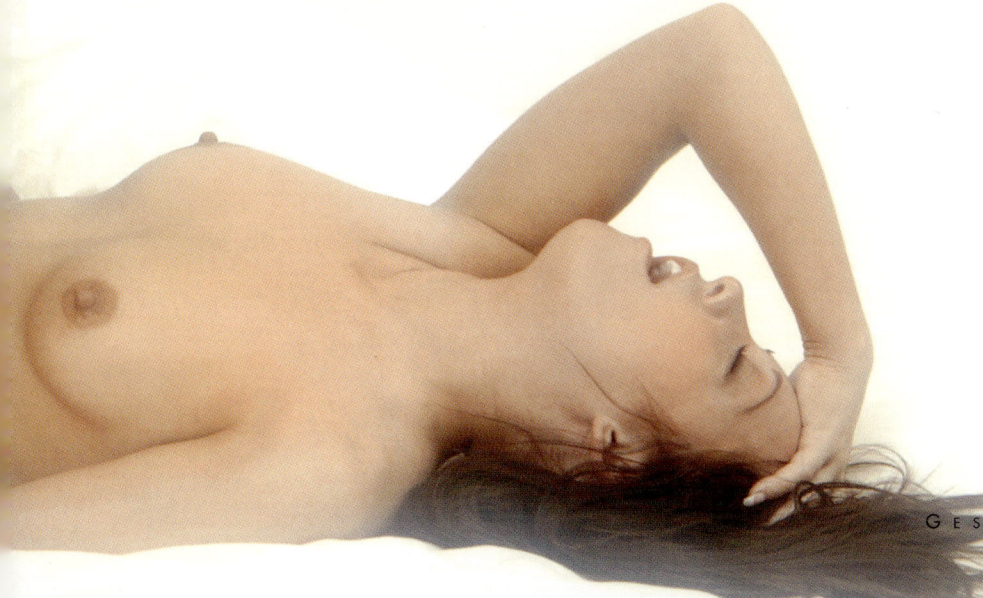

Nr. 49

AUF UND DAVON

Spaß am Wippen

SO GEHT'S

In dieser Stellung bleibt er stehen. Sie schlingt die Arme um seinen Nacken und die Beine mit seiner Hilfe um seine Taille. So bringt sie ihre Vagina auf eine Höhe mit seinem Penis, so dass er eindringen kann. Dafür braucht das Paar natürlich Kraft und Koordination; die beiden sollten sich also langsam und überlegt in diese Stellung begeben. Sobald er eingedrungen ist und sie sich wohl fühlt, beginnt das Schaukeln.

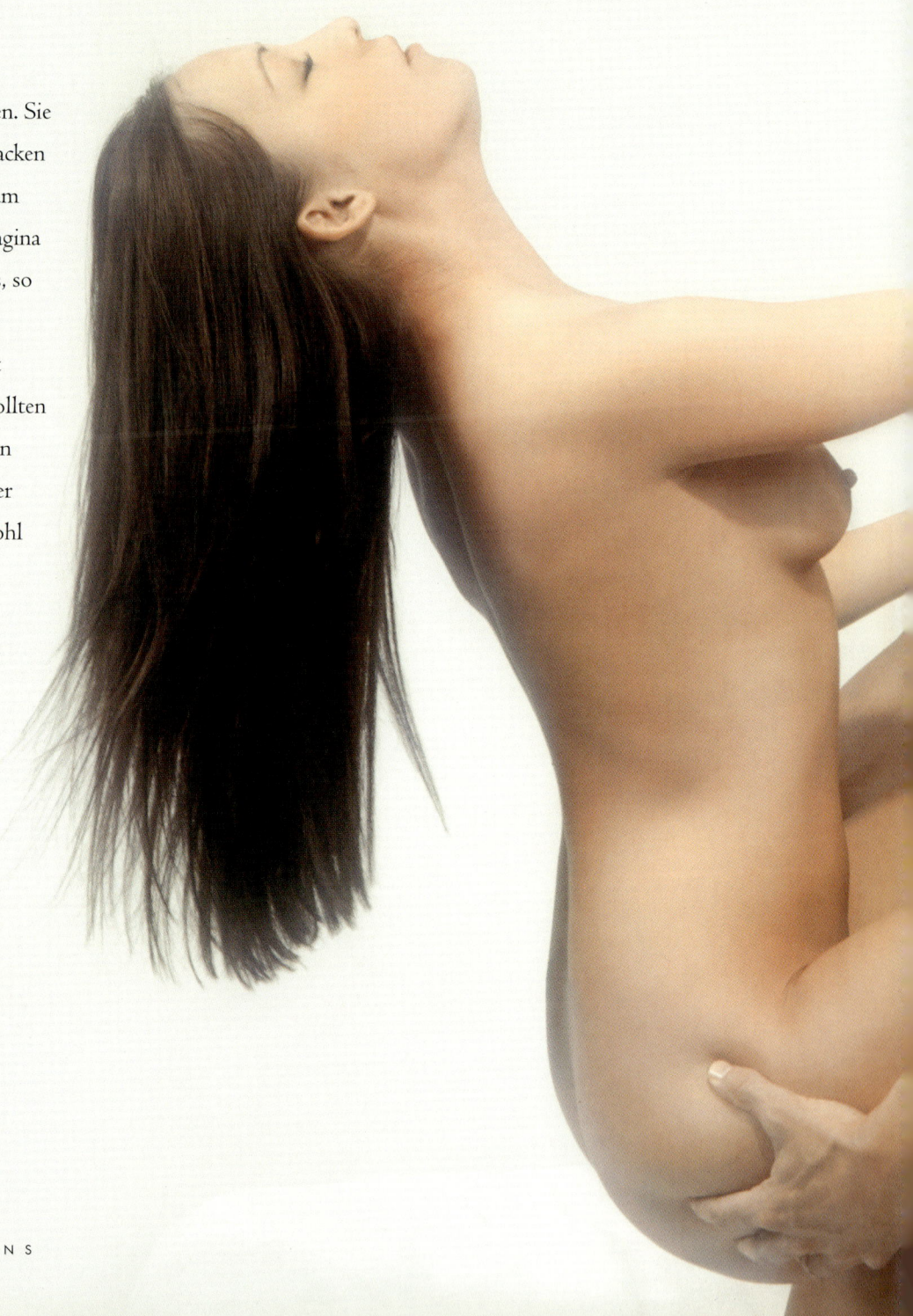

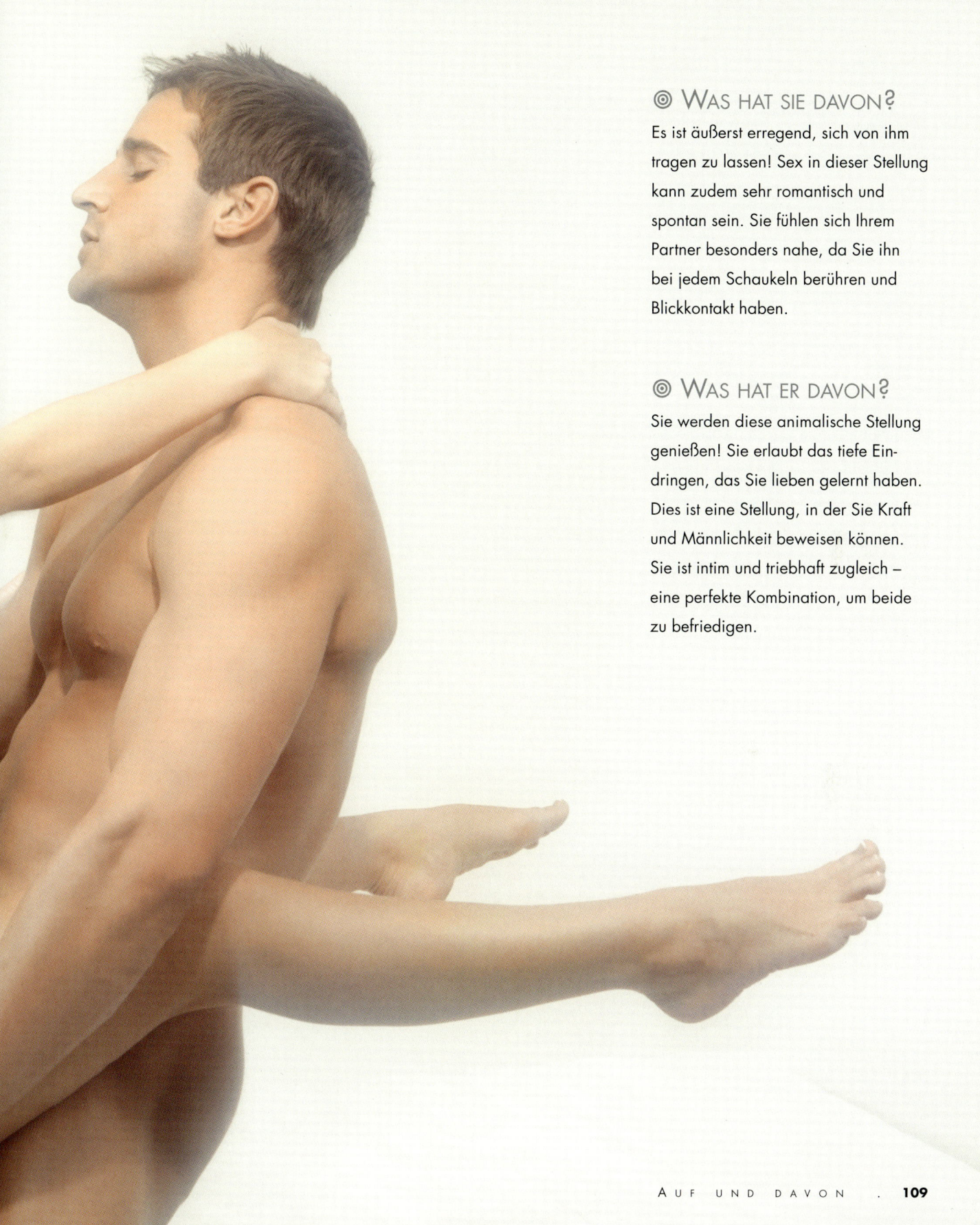

◎ WAS HAT SIE DAVON?

Es ist äußerst erregend, sich von ihm tragen zu lassen! Sex in dieser Stellung kann zudem sehr romantisch und spontan sein. Sie fühlen sich Ihrem Partner besonders nahe, da Sie ihn bei jedem Schaukeln berühren und Blickkontakt haben.

◎ WAS HAT ER DAVON?

Sie werden diese animalische Stellung genießen! Sie erlaubt das tiefe Eindringen, das Sie lieben gelernt haben. Dies ist eine Stellung, in der Sie Kraft und Männlichkeit beweisen können. Sie ist intim und triebhaft zugleich – eine perfekte Kombination, um beide zu befriedigen.

Schmusen im Schneidersitz

Erschüttern Sie Ihre Welt!

So geht's

Diese Stellung beginnt mit ineinander verschlungenen
Gliedmaßen und endet in rhythmischer Glückseligkeit.
Er liegt auf dem Rücken, sie hockt sich auf seinen erigierten
Penis und setzt dabei die Füße fest aufs Bett. Nach dem
Eindringen richtet er sich langsam auf und beugt die Knie
so, dass sie in einem Winkel von 45 Grad nach außen
zeigen. Sie passt sich dieser Beinstellung an und schiebt
die Arme so unter seine Knie, dass die Hände an seinen
Oberschenkeln liegen. Er schiebt die Hände ebenfalls
unter ihren Knien durch, legt die Arme
dann aber als Stütze um ihren Rücken.
Bleiben Sie eine Minute in dieser
Stellung, und beginnen Sie dann
gemeinsam zu schaukeln!

◎ Was hat sie davon?

Da er in dieser Stellung flacher eindringt, kann er die Nervenenden im ersten Drittel Ihrer Vagina reizen und dabei seine hochempfindliche Eichel stimulieren. Ein Leckerbissen für Sie beide!

◎ Was hat er davon?

Der intensive Hautkontakt bringt den ganzen Körper zum Prickeln. Da Sie bei tiefen Stößen möglicherweise herausrutschen, sollte die Partnerin die Beckenbodenmuskeln rechtzeitig anspannen. Die Begegnung wird unvergesslich, wenn Sie die Partnerin näher zu sich heranziehen und ihren Hals küssen.

Sex ist gesund!

Immer mehr Studien bestätigen, wie wichtig häufiger Sex für den Körper und die Seele ist. Daher ist es nur vernünftig, wenn Sie diese heilige Vereinigung mit Ihrem Partner weiter erforschen – und sei es nur Ihrer Gesundheit zuliebe!

- Sex verringert die Sterblichkeit
- Senkt das Prostatakrebsrisiko
- Reduziert das Risiko für Herzkrankheiten
- Lindert Schmerzen
- Verbessert die Haltung
- Stärkt das Selbstbewusstsein
- Bewirkt, dass Sie sich jünger fühlen
- Beruhigt die Nerven
- Macht optimistisch
- Kann Depressionen vertreiben
- Verbessert den Geruchssinn
- Strafft den Bauch und den Po
- Steigert die Fitness
- Stärkt das emotionale Band zwischen Liebenden

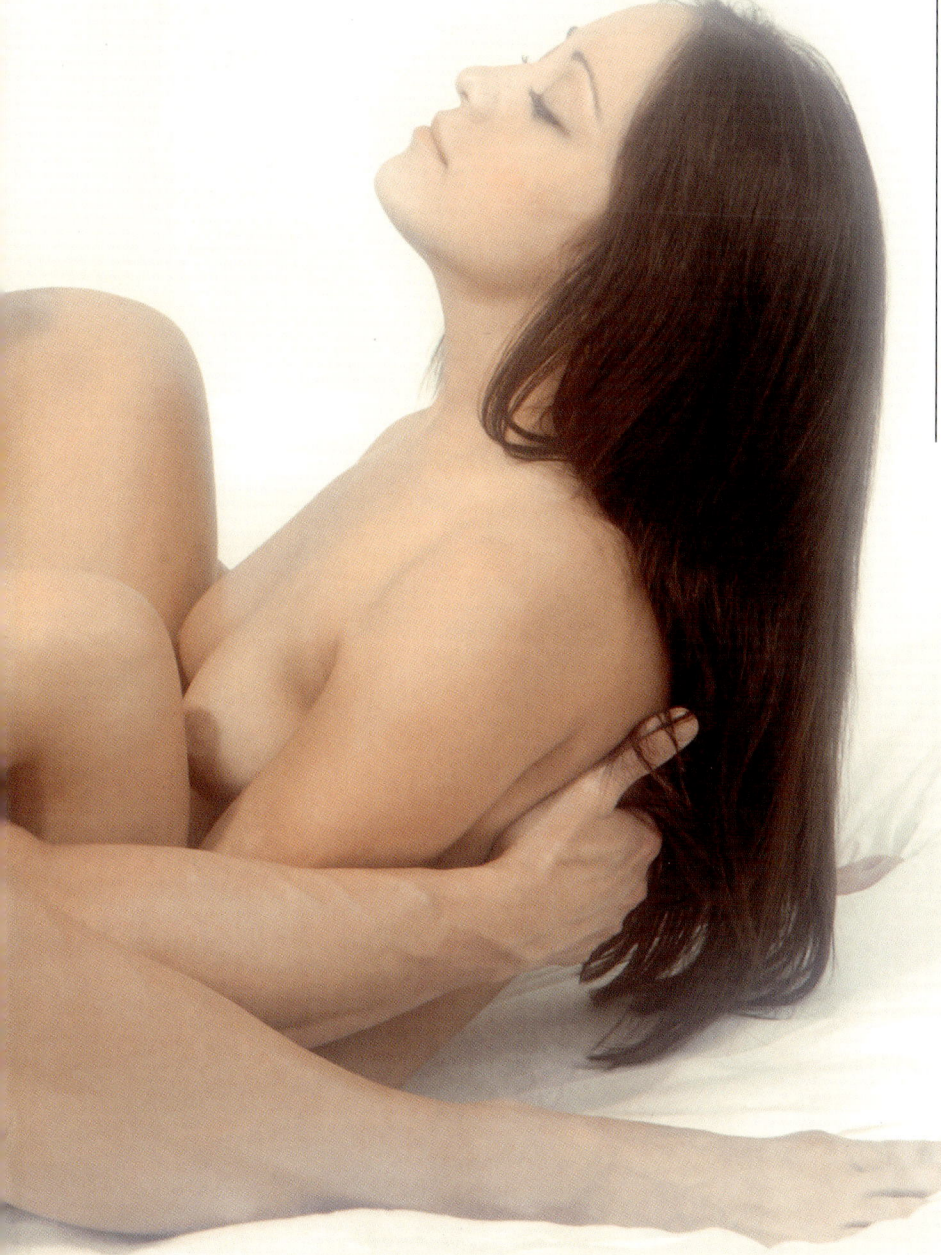

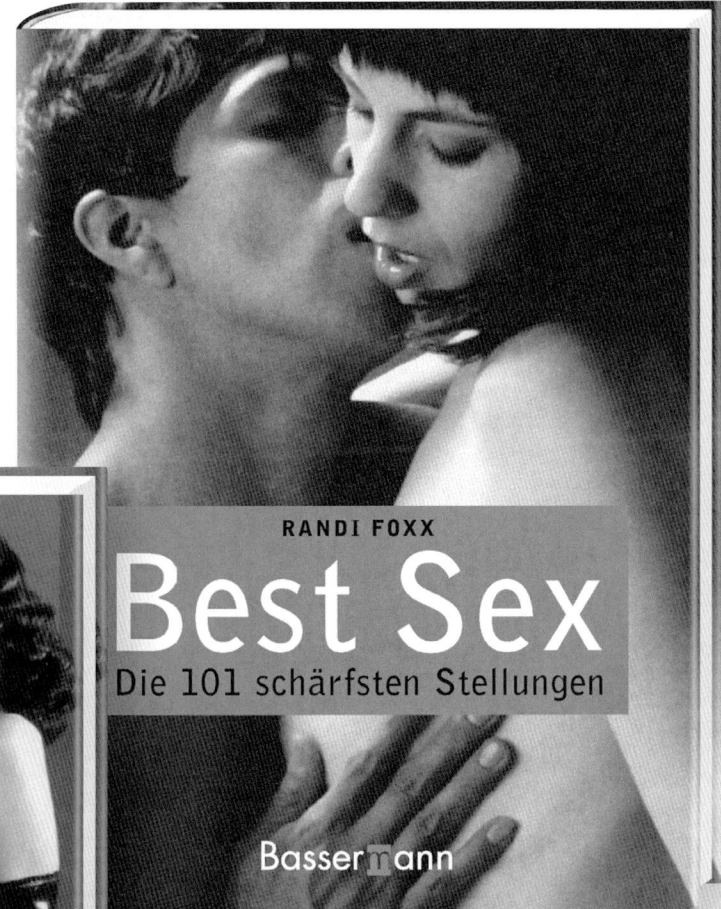
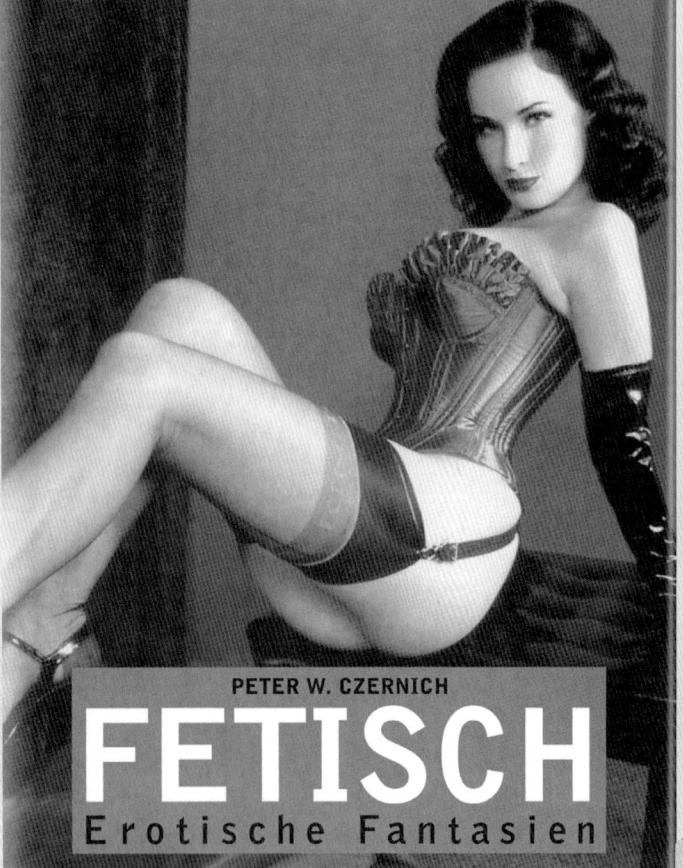